郝万山说健康

Ⅰ

养生有法
自调有方

郝万山 著

江苏凤凰科学技术出版社 · 南京

图书在版编目（CIP）数据

郝万山说健康.Ⅰ,养生有法，自调有方/郝万山著.—南京：
江苏凤凰科学技术出版社,2022.1
ISBN 978-7-5713-2003-4

Ⅰ.①郝… Ⅱ.①郝… Ⅲ.①保健—基本知识 Ⅳ.①R161

中国版本图书馆 CIP 数据核字 (2021) 第 115231 号

郝万山说健康Ⅰ：养生有法，自调有方

著　　　者	郝万山	
责 任 编 辑	李莹肖　　钱新艳	
文 字 编 辑	赵　呈　　汪玲娟	
责 任 校 对	仲　敏	
责 任 监 制	刘文洋	

出 版 发 行	江苏凤凰科学技术出版社
出版社地址	南京市湖南路 1 号 A 楼，邮编：210009
出版社网址	http://www.pspress.cn
印　　　刷	南京海兴印务有限公司

开　　　本	718 mm × 1000 mm　1/16
印　　　张	15.5
字　　　数	191 000
版　　　次	2022 年 1 月第 1 版
印　　　次	2022 年 1 月第 1 次印刷

标 准 书 号	ISBN 978-7-5713-2003-4
定　　　价	49.00 元

图书如有印装质量问题,可随时向我社印务部调换。

生命的开始就是衰老的启动，养生抗衰老是一辈子都要做的事情。

——郝万山

让心静下去，让身体动起来

"健康"是人人都关心的永恒话题，数年前应中央电视台第 10 频道《百家讲坛》栏目的邀请，希望我能从中医文化的角度来说说"健康"，于是就有了写作这本书的机会。

本书从健康的标准、亚健康的表现和危害、《黄帝内经》治未病的思想讲起，进而阐述健康养生的理论和方法，也就是养生之道和养生之术。以大量实例阐明：不良情绪和情感、违逆自然规律和生命规律的行为方式、外界压力和年龄的增长，都可以导致健康的损害，进而发展为亚健康直至疾病和衰老。并根据《黄帝内经》的观点，提出保护健康也就是养生的"三大法门"：一是修身养性，减少不良情绪对身心健康的干扰；二是顺应规律，减少人体生理机能的损耗；三是运用各种刺激手段，推动激发人体生理机能的活力。当然，还有一个方面，就是注意防御外来的致病因素。

在修身养性的方法上，介绍心理平衡调节法、涵养道德法、静心操作法、日常工作生活心态调整法等。在遵循规律方面，介绍《黄帝内经》中的阴阳五行学说，进而讲述四季养生、昼夜养生的原则和方法。在推动激发人体生理机能的活力方面，介绍鞭策人体生理机能的操作技术和选择刺激区域的多种思路。

强调"我的健康我做主""健康掌握在我手中"的健康管理观念。突出"心要静，身要动"的健康养生原则。力求做到理论与实践相结合，中医文化和现代科技相结合，古代健康养生理念和现代健康养生技术相结合，中西医学和社会学、心理学相结合。

希望本书能为大家了解中医文化中的基本健康理念，为提高观众和读者朋友们的健康素养，提供一些借鉴和参考。

郝万山

目 录
CONTENTS

第一章　你是健康人吗　　　001

健康，是人生最重要的事情　　　003

是不是健康人，这四条标准一看便知　　　003

健康的人，没有生理性和遗传性疾病　　　004

健康的人，控制情绪和行为的能力很强　　　005

健康的人，能正确对待外界的影响　　　007

健康的人，处于内心平衡的满足状态　　　008

没有病但不舒服，究竟是为什么　　　010

哪些人疲劳难恢复、心情总不佳　　　012

养生抗衰老是一辈子都要做的事情　　　014

第二章　谁才是健康的保护神　　　015

保护人体健康的关键是什么　　　017

影响健康和寿命的内因与外因　　　019

自调机能为什么容易被不良情绪"打击"　　　020

"一点火就着"的脾气为啥不利于健康　　　023

"笑一笑，少一少"：喜悦背后的健康密码　　　024

"脾"的本义是什么？为什么说"思伤脾"　　　025

"悲伤肺"：悲伤容易造成肺气虚　　　　　　　　　028

从鸡、猪、小女孩的案例说说"恐伤肾"　　　　　028

第三章　看病因缘起，说化解关键　　　　　033

70% 以上的常见病属于心身性疾病　　　　　　　035

宽容了婆婆，足跟痛竟然不药而愈　　　　　　　036

许多消化系统疾病是心身性疾病　　　　　　　　038

一见妈妈就紧张的孩子得了哮喘　　　　　　　　040

放松身心，白癜风和银屑病等皮肤病也能好转　　041

内分泌性疾病患者病前多有负面情绪　　　　　　042

生殖系统的疾病和心理社会因素关系密切　　　　043

儿童厌食、遗尿、夜惊的发病另有"隐情"　　　　047

因精神崩溃导致死亡的例子也不少　　　　　　　048

解放自调机能，方得养生真谛　　　　　　　　　049

第四章　养心有法，自调有方　　　　　051

养生先养心，从"心"的本义说开去　　　　　　　053

心理平衡的调节方法　　　　　　　　　　　　　056

释怀了，自调机能就解放了　　　　　　　　　　062

自然放松入静法　　　　　　　　　　　　　　　062

吞津法　　　　　　　　　　　　　　　　　　　065

静坐养生法　　　　　　　　　　　　　　　　　067

日常生活工作要达到"三种状态"　　　　　　　　071

经常做到"四个快乐"　　　　　　　　　　　　　　072

第五章　天人相应，保养有道　　　　　075

真正的医生就是我们体内的自调机能　　　　　　077

从外感病的 7 日节律悟到的养生方法　　　　　　078

脑力消耗过度，不利于疾病的自愈　　　　　　　079

病中大补，其实是增加正气的负担　　　　　　　080

"京城四大名医"之一汪逢春为啥能治好肠伤寒　　081

人的生理、病理的时间也有节律性　　　　　　　083

"世界时间医学之父"发现了节律的秘密　　　　　084

天人相应：人和万物都是天地的子女　　　　　　087

时间节律中有哪些养生方法　　　　　　　　　　090

第六章　人生有形，不离阴阳　　　　　093

小宋的妈妈患了什么"疑难杂症"　　　　　　　095

阴阳是万事万物形成和存在的基本条件　　　　　097

治病必须从调理阴阳入手　　　　　　　　　　　101

用药物、食物调理阴阳，辨别其属性是前提　　　103

辨清体质，找对调理方法并不难　　　　　　　　105

调理阴阳要适可而止，避免新的失衡　　　　　　106

第七章　知五行本义，得健康真谛　　　　　111

什么是五行　　　　　　　　　　　　　　　　　113

五行就是气的五种运动趋向　　　　116

古人是按照什么方法来归类五行的　　118

第八章　顺应自然，养在四时　　123

春季如何合理养生　　125

夏季如何合理养生　　130

秋季如何合理养生　　136

冬季如何合理养生　　138

长夏如何合理养生　　140

第九章　看五行生克，抓养生要领　　145

如何解释五行的生克关系　　147

五行相生相克有什么规律　　148

"虚则补其母，实则泻其子"　　152

地球上任何事物，都受五行规律的支配　　154

如何利用五行相克的原理来养生　　156

第十章　谈五行搭配，看养生启示　　161

五行和方位、方向究竟有什么联系　　163

五行和五气的关系放之四海而皆准吗　　164

知道五行配五色的由来，灵活运用巧养生　　165

五行配五味对养生保健有什么启示　　169

从"美人鱼女孩"说说肾与生命的关系　　171

养生要遵循自然规律和生命规律 175

第十一章　鞭策自调机能，激发生命潜能　177

三名男子的"神奇"放血经历 179

人体的自调机能疲劳或衰退时，如何激活它 184

"以痛为输"，选择刺激部位有效激活自调机能 187

用"脏器体表投影法"激活自调机能 188

简单好用的激活自调机能的方法——顺序对应法 191

其他激活自调机能的好方法 195

第十二章　探经络实质，做健康主人　199

人类经络认识史 201

经络的实质到底是什么 205

中科院祝总骧教授的"312经络锻炼法" 208

3个让人惊讶的穴位 209

腹式呼吸可促进9条经脉的气血循环 211

锻炼双腿，能激发所有通过腿足的经络 211

心要静，身要动，百岁健康不是梦 212

经络穴位还有很多谜等着我们去研究、利用 213

每个人都能做自己健康的主人 214

附录　郝万山健康语录　217

第一章

你是健康人吗

本章精彩看点

　　健康的四条标准是什么？对照一下，看看你是不是健康人。

　　不是健康人，也不一定就是病人，原因何在？

　　经常有难以恢复的疲劳感，没有病但就是不舒服，是怎么回事？

　　什么人容易被亚健康盯上？该如何应对？

　　要提高生活质量，首先要活得舒服；要想活得舒服，就一定要消除亚健康和慢性病。

健康，是人生最重要的事情

有所艺术院校举办了一次关于心理健康的讲座，主讲教授一开讲，就问了同学们一个问题："各位同学，你们认为人生最为重要的是什么？"同学们十分踊跃地回答道：是艺术、是事业、是爱情、是财富、是健康、是婚姻、是家庭、是名望、是地位……大家七嘴八舌，意见极不统一。

于是教授说："请你们每个人选出你认为人生最重要的五个答案，写在一张纸上。"大家写好后，老师让他们在五个最重要的答案中，忍痛割爱，删去一个，留下更为重要的四个。接下来，再删去一个，再删去一个，直到剩下最后一个的时候，老师问："你们留下的人生最为重要的事情是什么？"同学们异口同声地回答："是身体、是健康！"

对人的一生来说，什么最重要？肯定就是健康，因为没有健康，就没有一切！人类的各种社会活动和生产活动，终极目的是什么？是为了人类的健康长寿和活得舒服。人类各种科学研究的终极课题是什么？是人类如何才能健康长寿和活得舒服！

是不是健康人，这四条标准一看便知

要健康，就要懂得什么是健康，我想问大家：你是健康人吗？

很多人说：我每年都到医院体检，各项物理检查和生化检验结果都正常，医生说我没病，那我就是健康人呗。

是不是健康人，健康的标准是什么，我说了不算，我们看看权威机构——世界卫生组织（WHO）对健康的定义。

1984 年世界卫生组织制定的《保健大宪章》中说："健康，不但是没有疾病和极度虚弱的症状，还要有完整的生理、心理状态和社会适应能力。"

一个人，只有躯体健康、心理健康、社会适应良好和道德健康四方面都健全，才是一个健康人。

一个健康的人应具备以下四条标准：一是没有生理性和遗传性疾病；二是有自我控制能力；三是能正确对待外界的影响；四是处于内心平衡的满足状态。

健康的人，没有生理性和遗传性疾病

生理性疾病的含义是，身体器官的生理功能受损所导致的疾病。

一位 50 岁的男士，因支气管哮喘、肺气肿、肺源性心脏病、右心功能不全来看病。他说他在 41 岁那年的冬末春初，得了一次重感冒，当时发热怕冷，身上痛，没有汗，他不想去医院看病，也不想吃药，心想：不就是一个感冒发热吗？医生治疗发热不就是发汗吗？于是他就到街上跑步，想跑出个大汗淋漓，看看发热退不退。

没有想到，他跑得精疲力竭、心慌气喘，是出了汗，可是发热并没有完全退去，反而引发了剧烈咳嗽、胸闷憋气。咳嗽了一两天，他出现了哮喘，咳喘憋气不能躺下，这才不得已到医院治疗。

从此以后，他遇到冷风、异味、烟尘，甚至说话多了，都会引发咳嗽，甚至有多次哮喘急性发作，端坐呼吸，口唇发绀，打"120"到医院急诊。就这样反复发作，几年以后，他逐渐出现了心慌心跳、肝脏肿大和肝区压痛的症状，脚和小腿水肿，食欲不振、腹胀、恶心、呕吐，白天尿少、夜尿增多。

医院明确诊断为支气管哮喘、肺气肿、肺源性心脏病、右心功能不全。50 岁的他，连爬一层楼都感到困难，生活质量显著下降。他的心和肺的生理功能发生了严重的障碍，这就是生理性疾病。

遗传性疾病指的是因为遗传因素所导致的疾病。

一位农村妇女，生了个男孩，这个男孩像一般的孩子一样，1 岁会走，2 岁会跑，可是到了 2 岁多，这个孩子在走路或者跑的时候常常摔跤，开始的时候摔倒了，自己还可以爬起来，后来摔倒后，自己居然爬不起来了。3 岁多的时候，别说跑，竟然连路都不能走了。到城里的医院检查，医生说这孩子得了一种叫进行性肌萎缩的病，是遗传性疾病，由遗传基因缺陷造成，没有治疗办法。

这对夫妇无可奈何地带着孩子回到了家乡，实际上他们并没有搞明白医生所说的遗传性疾病是什么意思。邻居们说，这个孩子已经是个残疾人，你们再生一个吧。2 年以后，这对夫妇又生了一个男孩，两口子很高兴，不料这个孩子又重复了哥哥走过的道路。后来，医生告诉他们，这种遗传疾病是显性遗传，只有男孩会得，生多少个男孩，都可能是这样。这就是遗传性疾病。

健康标准的第一条就是没有生理性疾病和遗传性疾病。

健康的人，控制情绪和行为的能力很强

这是从心理和情绪控制角度来说的。我们是人，和动物最大的不同是，**人是有理智的，一个健康的人是能够用理智控制情绪和一切行**

为的。

大城市的公共汽车，在上下班高峰的时候，常常十分拥挤，在这种情况下，你碰我一下，我踩你一下，很难避免，说声"对不起""没关系"，相视一笑，相安无事，这就是健康人的行为。可是我们有时候会看到，就是这样无意中挤一下、踩一下，一方就骂："什么人呀，你有病呀！"另一方就说："你才有病呢！"于是两人就对骂起来，甚至动起手来。按照世界卫生组织的标准，他们两个人都明确地诊断对方有病，要我说，他们的诊断都正确，他们确实都有病，不过，这不是医生所说的一般意义上的病，而是健康标准中"没有自我控制能力"的"病"。

两个年轻女孩从农村到城里打工，合租了一个公寓，养了一条小狗，这条小狗一放出门来，就到对门的门口撒一点尿，留一个标记，表示它来过这里，这是它的领地。对门住的是一个小伙子，每次开门都会闻到狗的尿臊味，后来关上门还是尿臊味扑鼻。小伙子多次和这两个女孩交涉，请她们管管自己的狗，但小狗依旧我行我素。小伙子又一次交涉，其中一个女孩生气地说："大哥哎，它是畜生，你怎么和它一般见识！"言外之意，是骂小伙子和狗一般见识，也是畜生。小伙子怒不可遏，转身从房间里拿出一把长长的水果刀，直接刺入这个女孩的胸膛，女孩当场死亡。另一个女孩见势不妙，顺着楼道往楼梯跑，小伙子在后边一面追，一面用刀捅她的后背，捅了十多刀，后来经抢救，她才算保住了一条命。

这是健康人吗？可以说，他们都没有控制能力，都不是健康人。由于没有控制能力，最终断送了几个年轻人的一生。

有人可能认为，没有控制能力的人，常常是因为素质低、好冲动，那么受过高等教育、有文化素质的人，控制自己的能力就强吗？

某天，一架客机刚刚降落到某机场，一个年轻女子就立即往前挤，急着下飞机，把一个老太太撞了一个趔趄。老太太的女儿说了一句："这人真没有素质！"不料那个女子回头说："你才没素质呢！"于是两个人就对骂了起来。

先是用普通话对骂，随后用日语对骂，接着用韩语对骂，再接下来用英语、法语、俄语对骂。除了用普通话外，还用了多种外语对骂，以此来显示自己是有素质的。

这件事情被同机的一个记者看在眼里，就报道了出来，多家小报转载。我想，这两个人可能都受过高等教育，甚至可能是专门研究外语的高级人才，因为我们一般人学外语，都是先学"你好""谢谢""再见""对不起"，没学过用外语骂人。她们能用好几种外语骂人，很可能是周游世界、研究外语的专门人才，受教育的程度一定很高，但都没有控制情绪和行为的能力，或者自我控制能力很差，她们都不算是健康的人。

健康的人，能正确对待外界的影响

有的人好像是为舆论而活着。某高级工程师，因失眠来找我看病，他在事业上应当是成功人士，在网上可以查到他的文章、著作和业绩。可是他天天上网。看什么？看别人都说自己什么，看别人对自己的评价。看到说自己好的，高兴得睡不着觉，于是就失眠。看到批评自己或者骂自己的，愤怒到血压升高，于是也失眠。这就是他失眠的原因。我说："你是为自己、为事业活着呢，还是为舆论活着？"他也不知道为什么活着。

有人看到股市飘红，把所有积蓄都投了进去，甚至还借了钱投入股市。没过几个月，股市一落千丈，恨不得跳楼。

2011年夏天，英国的年轻人闹骚乱，警察把一些年轻学生"打砸抢"

的镜头在电视上反复播放。一位母亲居然在电视里看到自己的女儿和一帮小流氓在商店抢劫平板电脑，大吃一惊。她怎么也想不明白，自己一手带大的女儿，平日里老老实实、循规蹈矩、温柔体贴、知书达理，怎么会和一帮小流氓、小暴徒一起抢劫商店？她立即打电话报警。

妈妈后来问女儿："你为什么和一帮小流氓去抢劫商店？"

女儿回答说："妈，那不是小流氓，那都是我们同学，大家都抢，我不抢就不够英雄。"

妈妈问："你为什么不去自首？"

女儿说："我们同学都不去自首，我自首就是不讲义气，出卖同学。妈妈，可是我在学校已经好几天睡不着觉、吃不下饭了，我内疚、自责、懊悔。幸亏妈妈报警，看到电视画面的其他家长也都报了警，警察把我们叫到警局，我们把抢来的东西交出来，写了检查，就可以和妈妈一起回家了。妈妈，今天我终于可以睡一个安稳觉了。"

这就是不能正确对待外界影响的表现。受从众思想的支配，出现了道德的偏差：明明知道抢商店是不对的，可是大家都在抢，我也就抢；明知应该自首，可是大家都不去，我也不去。于是自己也就背离了道德规范，出现了道德偏差。

青少年在成长的过程中出现这种情况，常常是不可避免的，因为他们的心理发育还不健全，还需要继续成长。可是如果一个成年人也不能正确对待外界的影响，而出现这种从众的越轨行为，那就是不健康的表现了。

健康的人，处于内心平衡的满足状态

在任何时代、任何国家和地区，人与人之间，在社会地位、经济收入、生活水平等多方面，都不可能是绝对平等、绝对平均的，因为一个社会需要由各个阶层的人来构成，有了阶层，就有了差别。一个健康的人，不管他处在社会的什么地位和阶层，都应当有一种知足常乐、内心平衡的满足感和幸福感。

这就是中医理论的奠基著作、经典著作《黄帝内经》中所说的：**"美其食，任其服，乐其俗，高下不相慕。"** 你吃你的山珍海味，我不眼馋；我吃我的粗茶淡饭，我就感到味美香甜。你穿你的高档名牌，我不羡慕；我穿我的布衣麻衫，我就喜欢。你开你的高档轿车，出入高级会所，闲时去去健身房，打打高尔夫，我不嫉妒；我骑我的自行车，出入花鸟鱼虫市场，闲来约几个驴友，爬爬山、游游泳，过过田园生活，乐得个自在清闲。你做你的高官、总裁、董事长、总经理，我不羡慕；我做我的员工、农民、工人，不操那么多心，我就满足。只有这样，才能保持一种内心平衡的满足感，才是一种健康人的心态。

这并不是要人们满足现状，不求进取。**每个人都应当在事业上不断进取，在财富上不断追求，在学术上不断创新，但不管你处在什么地位或者什么阶层，都要时时找到一种满足感和幸福感，也就是中国人常说的"知足常乐"的感觉。** 有这种感觉，就是健康人；没这个感觉，或者找不到这种感觉，就不符合健康的标准。

某教授级高级工程师来找我看病，61岁，得抑郁症伴有焦虑半年。我问他得病的缘由。他长长地出了一口气说："哎！我这辈子，从来没有舒心过。"也就是说，他这一辈子，从来没有过内心平衡的满足感。他说他在某设计院工作，主持设计过不少大型项目，但成果交出去的时候，总是将领导的名字挂在第一位，他心里一直不平衡。对于这种情况，我想大家都能够理解，是由单位出面签订的设计合同，当设计完成后，由领导牵头交付成果，具体参与设计的任何一个工作人员都是职务行为。但这位教授级高工心里就是不平衡。

他还说，按照单位的惯例，教授级高级工程师应当是 65 岁退休，结果在他 60 岁生日的隔天，单位通知他到人力资源部办理退休手续，理由是最近几年教授级高工人数大大超编，要给年轻人让位子。他心里更加纠结，更加不平衡："凭什么过去都是 65 岁退休，到了我这里就改成了 60 岁退休？"于是他就和人力资源部的人吵了起来。

他对我说："我这口气实在咽不下去呀！退休的手续办完了，我就病倒了，眼看着一生壮志未酬，机会却已经走到了尽头，我不甘心呀！"不禁捶胸顿足，说完已经是涕泪纵横、精疲力竭。

且不说这位先生当前抑郁焦虑的状态已经是医生可以诊断的疾病，就说他这一辈子的心态，从来就没有内心平衡、满足的时候，能说他是健康人吗？

由此我们知道：**健康包括躯体健康和心理健康两方面，无论是哪一方面的失调，都是健康的失调，都不是健康人。**

没有病但不舒服，究竟是为什么

健康应当包括**躯体健康和心理健康**两方面，这并不是现代人提出来的，2 000 多年前就已经成书的《黄帝内经》早有这样的认识。

流传至今的《黄帝内经》分为《素问》和《灵枢》两本书，每本书各有 81 篇文章，据考证是战国时期由众多医学家写成的。中国常常推崇先贤，所以书中许多文章，是以远古时期黄帝和懂医学的大臣如岐伯等用对话的形式呈现的。把这些文章编辑成论文集的人，就将它命名为《黄帝内经》，这也是今天中医界把中医学称为"岐黄之学"的由来——岐就是岐伯，黄就是黄帝。

《素问·上古天真论》里说："心安而不惧，形劳而不倦……形体不敝，精神不散……形与神俱，而尽终其天年，度百岁乃去。"这里讲的"心安而不惧""精神不散"，就是指心理健康；"形劳而不倦""形体不敝"，是指躯体健康；"形与神俱"，是指形体和心理都健康，身心灵合一。只有这样，才能"尽终其天年"，也就是活到人应当活到的寿命。

这个寿命是多少岁呢？"度百岁乃去"，也就是 100 岁。

心理是指生物对客观物质世界的主观反应，心理现象包括心理过程和人格。简单来说，心理就是精神，是感觉、知觉、思维、情绪、情感、性格、能力的总称，是客观事物在人类头脑中的反映。

当我们知道了健康包括躯体健康和心理健康以后，我们就会提出新的问题：**"如果对照健康的标准，我不是健康人，那就一定是病人吗？可是到了大医院，经过一系列的检查，医院诊断说我没有病，那就一定是健康人吗？"**

医院检查说没病，可是就是觉得身体和心理上有种种不舒服，这是怎么回事？这是什么状态？是不是需要注意？

其实，这就是亚健康状态，需要引起足够的重视。这就涉及我们接下来要讲的第二个问题：什么是亚健康？

20 世纪 80 年代，国际上有人针对世界卫生组织关于健康定义的研究发现，现实生活中有许多人存在着一种似健康非健康、似病非病的中间状态。由于过去人们习惯把健康状态称为第一状态，把患病的状态称为第二状态，国际上有人就把这种介于健康和患病之间的状态称为第三状态，也称中间状态、灰色状态、病前状态、亚临床状态、临床前期、潜病期、前病态等。1996 年 1 月，《健康报》开辟了一个《亚健康学术探讨》专栏，在这个专栏里，陆续发表了首先提出"亚健康"这个词的青岛大学医学院的王育学教授和其他专家的一些文章。大家初步把亚健康的含义界定为**"介于健康和疾病的中间状态"**。

在相当高水平的医疗机构，比如县级医院以上，经过系统检查和单项检查，没发现有疾病，但自己确实感觉到了躯体和心理上的种种不舒服，这种情况就叫作亚健康。

冠军是第一，亚军是第二，亚军是次于冠军的，亚健康就是次于健康的。亚健康也就是介于健康和疾病之间的一种生理功能低下和心理适应能力低下的中间状态，是机体在没有或者还找不到器质性病变确切证据的情况下，发生的一系列功能性的改变。再说通俗一点就是，**没病，但就是不舒服。**

健康—亚健康—疾病衰老，这几种状态之间是动态变化的，不是一成不变的。不过亚健康怎样与疾病及健康状态进行界定，目前并没有统一标准。但是亚健康的基本表现，是我们每一个人都应当了解的。

哪些人疲劳难恢复、心情总不佳

亚健康的表现是多种多样的。

一类是躯体的不适症状，主要特点是**持续的、难以恢复的疲劳感和头痛**，伴有头晕、咽喉痛、颈肩肌肉拘谨疼痛、腰酸背疼、肌肉酸痛、关节疼痛、两腿酸沉、容易感冒、经常低热、多汗、莫名的胸闷气短、胸痛叹气、心慌心跳、心悸口干、紧张手颤、尿频腹泻或大便秘结、血压不稳、食欲不振、腹胀嗳气、性功能减低、月经紊乱、痛经、血脂轻度增高、尿酸轻度增高、糖耐量轻度异常，有部分以上症状并且持续3个月以上，通过各种检查，又不能诊断为明确的器质性病变的，就可以判断为亚健康。

一类是心理精神的不适，比如莫名的**焦虑不安**、胆小恐慌、嫉妒多疑、疑病猜忌、**神经质、失眠噩梦或者入睡困难**（或者多梦易醒，或者早醒、醒后再难入睡，或者睡不够、多睡，坐下来就困，睡醒后不解乏）、心烦郁闷、情绪低落、兴趣减少、悲观冷漠、自责内疚、缺乏活力、性欲淡漠、记忆力减退、思维反应迟钝、注意力不集中、容易走神、工作学习能力下降。这些人容易激动，容易生气，爱钻牛角尖，过于在意别人对自己的评价，社会适应能力和社会交往能力降低，人际关系紧张，道德行为偏差，以致有从众的越轨行为，进而产生内心深处的不安和沮丧，自我评价降低，自暴自弃。有部分以上表现并且持续 3 个月以上，但又够不上诊断为躁狂抑郁症、精神焦虑症、精神恐惧症等疾病的指标的，就可判断为亚健康。

其实一个亚健康状态的人，心理不适和躯体不适的症状都是同时存在的。

哪个年龄段的人容易出现亚健康状态呢？

很多人认为，亚健康是中老年人的事情。这种说法有没有道理？应当说，有一定的道理，但不够全面。这种说法的道理在哪里呢？从中医的角度来说，随着年龄的增长，气血阴阳逐渐衰减，正气逐渐衰减，人体的生理机能、抗病能力、康复能力、机体的自我调节能力逐渐下降，出现亚健康状况按理说应当比较多。从西医的角度来说，随着年龄的增长，机体的生理功能和免疫机能下降，健康失调的情况也就逐渐多了起来。因此一般认为，中老年人出现亚健康状态的比较多。

这个认识不够全面的原因在哪里呢？年轻人虽然免疫机能和自我调节方面比中老年人有优势，但不要忘记，健康包括躯体和心理两方面，年轻人在心理方面缺少中老年人所经历的磨炼，同时又面临着升学、就业、职场竞争、婚姻恋爱等多个人生的十字路口、人生的关键时刻，处理不好，会影响一生的命运，压力显然会很大，随之而来的问题也会很多，所以年轻人出现亚健康状态的也十分多见。

因此，我的结论是，**在任何年龄段都有大量的亚健康人群，亚健康并不是中老年人的专利，和年轻人的关系也十分密切。**从流行病学的调查来看，中青年的亚健康发生率反而是最高的，甚至在中小学生中，也不乏亚健康状态的孩子。

国内很多专家通过对不同地区公务员、企业家、普通员工、教师、学生、军人等不同职业人群的调研发现，健康者大约占15%，明确诊断为有病者大约也占15%，属于亚健康状态者大约占70%。毫无疑问，亚健康状态者是人群中的大多数，这是一个极其庞大的数字。

养生抗衰老是一辈子都要做的事情

我们应当清醒地看到，从健康到亚健康，再到疾病、衰老和死亡，是人一生生命过程的自然流程。从这个流程上看，毫无疑问，亚健康是疾病的前奏、衰老的苗头。因此，世界卫生组织把亚健康当作是 21 世纪人类健康的头号杀手。

有人认为，衰老是老年人的事，年轻人抗什么衰老？

其实在生理学上，把衰老看作是从受精卵开始一直进行到老年的个体发育史。也就是说，**生命的开始，就是衰老的启动。所以养生抗衰老，从小就要开始，一生中都要进行**。

当然，**衰老是生命的过程，而不是一种疾病**，但是在逐渐衰老的同时，机体功能和心理适应能力的下降，造成了亚健康状态，以致许多小病和慢性病的发生，所以衰老就和亚健康以及慢性病发生了联系。**抗衰老的过程，就是抗亚健康的过程，就是抗慢性病的过程**。

第二章

谁才是健康的
保护神

本章精彩看点

影响人体健康和寿命的内部因素与外部因素是什么？

保护人体健康的关键是什么？

不良情绪对身体的影响：直接导致人体的气机紊乱，并能直接伤及内脏。

怒、喜、思、悲、恐这五种情绪过度会对健康造成什么样的影响？

中医学所说的"脾"的原义是什么？

"恐伤肾"，为什么鸡、猪、人都会遇到这类问题？

保护人体健康的关键是什么

要想知道怎样管理自己的健康，就应当知道**保护人体健康的关键是什么**，还要知道**影响人体健康和寿命的因素是什么**。知道了这两点，我们才能知道如何养生、如何消除亚健康、如何预防疾病和抗衰老、如何管理自己的健康和处理健康的失调。

曾担任世界卫生组织总干事的钟道恒说过："多数人不是死于疾病，而是死于无知。"因此，我们要借此机会，谈谈有关健康的根本问题。

保护人体健康的关键是什么？也就是，人体健康的保护神是谁？

保护人体健康的关键，是人体的自我调节机能，这个机能是与生俱来的，是自动调节的，又是优化调节的，也就是把人体的机能自动调节到最佳状态。

自调机能的主要功能：对内调节人体各器官之间的协调性和稳定性，对病变进行自我修复和自动康复；对外调节人体对外部环境的适应性和顺应性，并抵御各种致病因素。

对内调节人体各器官之间的协调性和稳定性。比如我们吃饭，食物到了嘴里，唾液分泌自动增加，对食物进行了初步的搅拌和消化，同时胃液开始分泌，胃的蠕动增强，胆汁、胰液排入十二指肠，肠液分泌增加，肠蠕动加强，为食物的消化和营养的吸收创造了条件。这个复杂的过程，是多器官协调共同完成的，是自动进行的，我们每个人从来没有用意念指挥或命令过这个过程。这个调节机能又是优化进行的：你吃的脂肪类食物多，消化道会自动识别，就多分泌消化脂肪的酶；你吃的蛋白类食物多，人体就自动多分泌消化蛋白类的酶；你吃的碳水化合物类食物多，人体就自动多分泌消化碳水化合物的酶。它的精确程度和复杂程度，远远超越我们的想象，而且当内部组织器官发生损伤或者疾病的时候，它又有自动康复和修复的功能。

对外调节人体对外部环境的适应性和顺应性。最简单的例子：外面天气热了，我们的身体自动打开汗孔，以出汗的方式来散热。汗出多了，一部分体液通过汗水外排了，于是就自动减少尿液的排泄，以保证体液的总量。天气突然冷了，为了减少热量的散失，人体立即把汗孔关上，减少出汗，减少散热，多余的水液就要自动从尿排出。这些过程也没有任何一个人是用大脑指挥来完成的。

我这里仅仅是举了一个极其简单的例子。我们人体极其复杂的生理活动、极其复杂的各种生理功能、抗病能力和得病以后的康复能力，都是依靠这个调节机能自动进行的，直到今天，人类对这一自调机能的许多细节，还知道得很少很少。

这个机能，在《黄帝内经》里用"真气""正气"一类的词汇来表达，比如"恬淡虚无，真气从之""正气存内，邪不可干"。这里的"真气"和"正气"，都是指人体的自调机能。

中医所说的"气"，我们今天该怎么理解？

从《黄帝内经》用到"气"的词例来看，气是物质的，构成万物的是气，构成人体的是气，气就是物质。气是携带有能量的，如水谷精气携带有食物化生的能量，我们说这个小伙子很有力气，就是说这个小伙子可以发出很大的能量。气又是信息的载体，如病气携带有病理的信息，寒气携带有寒冷的信息。气的外在表现又反映出一种功能，比如可以推动血液循环的是心气，有推动血液循环的功能。所以"真气""正气"，就是指保护人体健康的自我调节机能。这个机能良好，就不得病、少得病。

毫无疑问，一个内部器官的功能协调稳定、对外环境能够很好地适应和顺应的人，就是健康人。因此，**与生俱来的自我调节机能，是人类以及其他所有生物的健康保护神，也是这个物种能够繁衍生存的根本原因**。

于是我们就可以得出这样的结论：**导致个体出现健康问题的主要原因就是人体自调机能的失调或下降**。

影响健康和寿命的内因与外因

导致自调机能失调或下降的原因，也就是影响健康和寿命的原因，有外部的，也有内部的。

有人说影响健康和寿命的因素是遗传，生命是爹妈给的，人的命，天注定，养不养生都没用。有人说影响健康和寿命的因素是医疗水平和医疗条件，你看很多医院做广告说"把健康交给我们！"；还有人说影响健康和寿命的因素主要是社会和环境，比如战争动乱、自然灾害、环境污染等，肯定会影响整个人群的健康和寿命。这些说法有一定的道理，都是影响整个人群健康和寿命的因素，但这些因素在影响整个人群健康和寿命所占的比例各是多少呢？20世纪90年代世界卫生组织调研结果显示，影响整个人群健康和寿命有关的因素所占的比例中：遗传因素占15%——在这一方面，有遗传疾病的个人确实无能为力，这是爹妈给的，但如果要生宝宝，怀疑自己所怀的宝宝有遗传问题的话，可以先做染色体的检查，如果有遗传问题，就终止妊娠，这是可以预防的；医疗服务条件的好坏只占8%——世界各国对医学人才的培养、医院的建设、医疗设备的投资，都付出了巨大的经济代价，但是在保障人类健康和寿命上，其实所起的作用也仅仅是 8% 而已，性价比实在是太低了；社会因素占 10%，环境因素占 7%——战争动乱、自然灾害、环境污染等肯定会影响整个人群的健康和寿命，这些因素的影响力度，合起来也就 17% 罢了；剩余的 60%，却与个人精神心理状态、行为方式、饮食起居、生活习惯等相关，是人自身的问题。

我认为内部的、属于个人可以掌控的影响健康的因素有四大方面：

一是不良情绪与情感对自调机能造成的干扰和抑制。

二是违逆自然规律的生活方式对自调机能造成的过度耗损甚至伤害。

三是缺少运动、不良嗜好、年龄增长等原因，导致自调机能的疲劳与衰退。

四是不注意防御外来的致病邪气。

显然这都是需要自己掌控的。所以我认为：健康是掌握在自己手中的，健康是需要自己管理的，我的健康我做主！

自调机能为什么容易被不良情绪"打击"

先谈谈不良情绪和情感对自调机能的影响，也就是对健康的影响。

大家可能都听说过一句话："酒逢知己千杯少，借酒浇愁愁更愁。"这是为什么呢？

酒精进入体内，人体的肝脏就会自动分泌酒精脱氢酶，酒精脱氢酶会把酒精分解为二氧化碳和水，二氧化碳通过呼吸排出体外，水通过汗和尿液排出体外，这就是人体自调机能对饮酒的自动化反应。遇到知心朋友，说话投机、高兴，酒精脱氢酶就分泌得多，进入体内的酒精就会随时得到分解，喝了很多，居然也不醉。同是这个人，遇到烦心事，郁闷焦虑，这个时候独饮闷酒，肝脏受到不良情绪的抑制，几乎不分泌或者很少分泌酒精脱氢酶，虽然只喝了一点点酒，但是不能及时分解，于是就醉倒了。这就是"酒逢知己千杯少，借酒浇愁愁更愁"的心理、生理基础，反映了**情绪对人体自调机能的影响**。

几年前，和几个初中老同学聚会，其中有两个同学是半个世纪没有见过面的，聊起少年时的伙伴和事情，既亲热又高兴，大家食欲都很好。一个同学突然接了一个电话，随后我就发现他脸色变了，也不怎么说话了，很少动筷子吃东西了。饭后我偷偷问他："你接了一个什么电话？"随后他就不高兴了。他郁闷地说："单位来电话说，这次晋升教授级高级工程师，由于名额限制，我被刷下来了。唉！我都要退休啦，只有这一次的机会，没有想到是这样的结果，你说我还能吃得下饭吗？"大家看看，**情绪对消化机能的影响**，就是这样立竿见影。

一次我在门诊，一个肚子痛了2年的女病人从外地来看病，40多岁。

她说："3年前我做了节育手术，手术后原本没有感到有什么不舒服。2年前，我的邻居也做了节育手术，可是她的手术刀口总不愈合，而且常常肚子疼，到医院反复检查，后来又剖腹探查，原来是手术的时候医生粗心，一块纱布落在了她的肚子里，所以刀口总长不好。取出纱布以后，她就慢慢好了。我问邻居：'谁给你做的手术？''是县医院妇产科的某某主任。''呀！我的手术也是他做的，他这么马虎，给你留下一块纱布，会不会也给我的肚子留了一样东西呀？'我一摸我的刀口，很硬，以前我没有注意过这个问题，现在一摸很硬，这不像是纱布，是刀子？钳子？剪子？镊子？当时我就吓得出了一身冷汗，那天晚上我紧张得一夜没有睡，总觉得刀口这么硬，肯定是有东西呀。第二天，这个地方就发胀，不久就疼了起来，疼得不能忍受。于是到医院找这个妇产科主任检查，做了B超、CT，主任说什么都没有。他做的手术，有东西他能承认吗？我肚子疼痛越来越重，不得已到省城去检查，省城的医生也说是什么都没有。什么都没有，为什么疼？官官相护，医医相护，肯定有问题，只是医生们不承认罢了，甚至他们建议我到精神科看看，这不是明摆着怀疑我是精神病吗？我痛苦难耐，而且医生还说我没有病。郝大夫，我委屈呀！"

我听完了她的叙述，对她说："你的功夫够深的呀！"

她吃惊地反问我："你是什么意思？"

我说："练功守丹田，还要守而不守，不守而守，似守非守，意绵绵，若有若无，若存若亡。你可好，是死守，而且守的是恶性意念。开始胀，那是意念所聚之处导致了气滞；随后疼，那是气滞之后造成的血瘀。如果照这样发展下去，气滞血瘀，痰阻湿留，最后就可能长恶性肿瘤。"

我不是吓唬她，**恶性肿瘤的病因虽然至今还不确切知道，但国际上很多医学家认为，它和不良情绪、心理创伤在潜意识中留下的记忆有关。**这个病人虽然可以诊断为焦虑症、疑病性神经症，已经不属于亚健康的范畴，但显然她的病和心理情绪因素密切相关。通过解说引导和药物治疗，这个病人后来还是痊愈了。当她痊愈后回忆起当年的病痛，自己都觉得好笑。

一个农民一向健康，在突然遭遇极度惊吓之后，出现了肚子痛，越痛越厉害，急忙被送入医院。医生检查，病人整个腹部压痛、反跳痛、肌紧张都存在，剖腹检查，居然发现小肠多处穿孔，于是进行了小肠修补术。据统计，急性阑尾炎出现穿孔而引发急性腹膜炎的病人、胃穿孔引发急性腹膜炎的病人，有很多是由紧张和焦虑引发的。

这属于**急性应激反应性疾病**，不仅人类有，动物也有。《世说新语》里有一个"柔肠寸断"的故事：桓温带着部下去四川，坐船到达三峡的时候（那个时候的三峡，还是"两岸猿声啼不住"的时代），他的部下中有一个人上岸捉了只小猴回到船上，母猴沿江哀号，跟着船跑了百余里仍然不肯离去。后来母猴从岸边跳上了船，但一跳到船上，就大叫一声，倒地气绝身亡。这个人剖开母猴的肚子一看，发现"肠皆寸寸断"，母猴的肠子多处出现了穿孔。这就是动物的急性应激反应性疾病。

有人从饲养大白鼠的笼子里，抓出两只大白鼠，放在和猫隔一道铁丝网的笼子里。两只大白鼠躲在笼子的另一角，全身颤抖，不吃不喝，没超过 48 小时，先后都死了，而原来笼子里的大白鼠都活得好好的。这是极度恐惧、精神崩溃严重抑制和干扰了大白鼠的自调机能，直接导致了死亡。

中医理论的奠基著作《黄帝内经》认为：**不良情绪直接导致人体的气机紊乱，并能直接伤及内脏。**"气机"是中医术语，简单来说，"气机"就是"气的运动"的简称。

我们人体的气，该升的升，该降的降，该出的出，该入的入，但一定要流畅无阻。比如我们吃了饭，食物从胃到小肠，从小肠到大肠，从上往下走，这是"胃主降浊"；小肠吸收的营养，通过淋巴、血液循环，向心、肝、肺输送，这就是"脾主升清"。胃的降浊和脾的升清，相辅相成，共同完成了我们对食物的消化、对营养的吸收，这就叫气的升和降，也就是气机的升降。

"一点火就着"的脾气为啥不利于健康

《黄帝内经》里说，"怒则气上""怒伤肝"。如果一点火就着，根本不值得发怒的事情也发怒，往往是肝火旺的表现。如果一点都不会生气，这人也不正常，可能和肝气、肝血太虚有关。如果狂怒、暴怒，"怒则气上"，就会感到气直冲脑门，引发血压升高，头晕目眩。

北京某大学有一位工友，刚过 50 岁，某天中午在食堂排队买饭，看到有同学插队，就骂这些学生不懂事理，不是人养的，于是学生就和他吵了起来，吵着吵着，工友当场倒地，昏迷不醒。人们把他送到医院，急诊医生诊断为脑出血，从发病到死亡不到 4 个小时。这位工友平时有高血压，但是他不知道控制自己的怒气，"怒则气上"，血随气涌，血压突然增高，脑血管爆裂，就这样断送了自己的生命。

什么叫"怒伤肝"？比如有的女士在月经期，盛怒之后月经突然中断，随后出现了小肚子胀痛、两胁痛、肝区痛、乳房胀痛、眼睛胀痛，还有严重的头痛。为什么？因为肝的经脉从脚沿腿的内侧上行，抵少腹，络阴器，布两胁，络胆属肝，继续上行过乳房，连目系，和督脉交于巅顶。她在盛怒以后，整条经脉的气血都是瘀滞的，在其循行部位上都出现了胀痛的现象，所以说"怒伤肝"。

"笑一笑，少一少"：喜悦背后的健康密码

喜悦的情绪，是一种对健康有益的情绪，因为这种情绪使人的身心放松。气血循环畅达，这就是"气缓"的意思，缓就是松，这当然有利于健康。所以人们常说"笑一笑，少一少"，但如果是有心脏病的人，惊喜、狂喜、暴喜对他们而言是不能承受的。

多年前，某医院心内科收治急性心肌梗死的病人很多。那个时候治疗急性心梗没有现在的溶栓技术、冠状动脉支架手术、冠状动脉搭桥手术等，医生们都是采用中医、西医的保守治法，防止病人发生心律失常、心源性休克和心力衰竭。

有一个男病人，50 多岁，因急性心肌梗死住院，医生用中西医结合的方法保守治疗，病情已经稳定，预计 7 天后就可以下地活动了。医生每次查房，病人总是说他的小女儿怎么漂亮、怎么孝顺。医生说："你的小女儿在哪里呢，为什么不来看你？"他说在海南岛。从海南岛回到北京，当时需要先坐船，再坐很慢的火车，很费时间。

在第六天的早上，一个打扮入时的姑娘风风火火地来到病房，说是从海南岛来，要去看她父亲。虽然不是探视时间，但护士破例让她见她父亲一眼，并说给她父亲通报一声。这个姑娘拦住护士说："别！别！我要给我爸一个惊喜。"当这位姑娘打开病房的门，叫着"爸爸！爸爸！"扑向病人的时候，病人看到他日思夜想的小女儿突然出现在他面前，一激动，心脏突然停止跳动了。医护人员经过半个多小时的全力抢救，终无回天之力，病人就这样含笑去世了。

所以，**有严重心脏疾患的人，惊喜、狂喜、暴喜这样的情绪都要避免，一定要保持情绪稳定。**

"脾"的本义是什么？为什么说"思伤脾"

思考问题是我们正常人普遍存在的心理活动，是一个人的正常生理功能，不会对健康造成损害。但如果**思虑过度或所思不遂，就会导致气机的郁结，尤其是脾气的郁结。**

"脾"是什么东西呢？

中医是用中文来表达的，有一些文字原始的意思和现代的意思已经不一样了。

我们设想还原一个远古的情景：那时候还没有文字，人类的语言也极其简单。有这样一个原始人，大概一两天没有找到足够的东西吃了，饿得头晕眼花，冷汗淋漓。这时，他突然看到草丛深处有一只鹿在吃草，于是就捡起一块石头朝鹿的头部砸去，但是他饿得没有力气，鹿并没有被砸倒，掉头就跑，这个原始人就追，哪里能追得上呀！突然他看到远处有三个原始人朝这边走来，于是就大喊："wèi！ wèi！"同时用双臂做着合围的手势，意思是让那三个人把鹿包围起来。他们立即迎面朝这头鹿围过来，一顿乱石把鹿砸倒了。四个人围上去，用锋利的指甲撕开鹿皮，开始吃鹿肉。毫无疑问，那还是一个茹毛饮血的时代。

当这四个原始人吃到腹腔的时候，发现有一个囊状的袋子，撕开一看，装着鹿刚才吃的青草，于是他们就想："我的肚子里也应当有这样一个装食物的袋子，把吃的鹿肉包围起来，这样就不会让鹿肉满肚子乱跑，这个东西叫什么好呢？就叫 wèi 吧。""胃，围也。围受食物也。"以后有了文字，也就把"胃"和"围"分开了，胃之所以读 wèi，就是指可以包围、包裹和盛受食物的意思。

四个原始人接着看到，在胃的下面连接着一条长长的管道，这条管道和胃连接的地方，里面还是绿色的草末子，到了接近肛门的地方（也许那时还没有"肛门"这个词汇）就变成了黑黑臭臭的粪球，于是就想："我的肚子里肯定也有这样的管道，这个管道一定要通畅呀，如果不通畅，那就会不放屁、不拉屎，肚子胀、肚子痛，那一定受不了，于是就叫它 cháng 吧？""肠，畅也。通畅胃气，去滓秽也。"以后有了文字，就把"肠"和"畅"分开了，但读音仍然相似。

这几个原始人，原来饿得头晕眼花，冷汗淋漓，一吃过鹿肉，马上就有了力气，头也不晕了，眼也不花了，冷汗也不出了，于是他们就高兴得跳起来。他们突然想到："一定有一个器官，把我吃的鹿肉中的精华之气（当然那个时候肯定还没有能量这词，他们把能量叫作'精气'，也就是精华之气），向我的全身输送，于是就使我有力气了。这个能帮助胃肠将鹿肉中的精华之气向全身输送的器官叫什么名字好呢？就叫 pí 吧。"pí 就是辅助、帮助的意思。于是就有了"脾，裨也。在胃下，裨助胃气主化谷也"。

你看，把脾胃的"脾"的左边肉月旁换成衣补旁，就是"裨"字，"裨"是帮助、辅助的意思。"裨将"就是副将、偏将，是辅助主将作战的。古代蜀地有句话说"三个裨将，赛过一个诸葛亮"，是说三个副将的集体智慧，可以赛过主将诸葛亮的智慧。这句话传到中原以后，莫名其妙地变成了"三个皮匠赛过一个诸葛亮"，后来还在"皮匠"前加了一个"臭"字，变成了"三个臭皮匠赛过诸葛亮"。皮匠和诸葛亮的工作性质是风马牛不相及的，怎么能相提并论呢？

把"脾"字的左边换成女字旁，就是"婢"字，今天读 bì，"婢女"就是女佣，类似今天我们所说的保姆，是帮助太太、小姐和家人料理生活的人。所以**中医"脾"的本义，就是辅助胃肠将食物的精华物质和水液向全身输布的器官，也就是消化系统的消化吸收机能。**

这些话并不是我说的，而是东汉一个叫刘熙的人写的《释名》里说的。这本书的特点就是同音相谐，从音求义，音近义通，从字的读音来解释字的本义，对于解释汉字的本义很有参考价值。

人出生后，主要依靠消化系统通过和外界交换物质的方式来获取能量，所以中医说"脾胃是后天之本，气血化生之源"，我想每个中国人都能理解这样的认识和说法。

当解剖学传入中国以后，在解剖学中，人体左胁内有一个扁的椭圆形的器官，在胎儿时期可以制造血细胞，比如红细胞、白细胞、血小板等，成年以后，不再制造血细胞了，但还能制造淋巴细胞，所以解剖学中把它归属于淋巴系统。它还有吞噬衰老的红细胞的作用，可以看成是血液系统的清道夫，把衰老的、不能再运送氧气和营养的红细胞吃掉，它和全身的免疫机能也有密切的关系。就是这样一个解剖学上的器官，在翻译成中文或者说在运用中文给它命名的时候，借用了"脾"字。所以解剖学的"脾"字和中医学中原有的"脾"字，含义是完全不同的。

可是有很多人只知道解剖学的"脾"，不知道中医学所说的"脾"的原本含义。

某人脾功能亢进，严重贫血，西医把他的脾切除了，他活得好好的，所以有些人说"中医关于脾是后天之本的认识是错误的，早就该淘汰了"，其实这些人是不知道中文"脾"的本来含义。

接着谈"思则气结，思伤脾"的问题。有一天，一位妈妈带一个很瘦的女孩来看病，我问这位女孩为什么这么瘦，是不是吃过减肥药。她说不是，她女儿喜欢上了一位歌星，而且发誓非他不嫁。其实这位歌星并不认识这个女孩，女孩只是单相思，剃头挑子一头热，所思不遂，"思则气结，思伤脾"，于是就导致了消化系统的功能被抑制，食欲减退，茶饭不思，逐渐消瘦。

这样的例子实在是太多了。

"悲伤肺"：悲伤容易造成肺气虚

我前面所说的，那位从海南岛回来看她父亲的女孩，要给她父亲一个惊喜，她父亲一激动，心跳停了。两三个月之后，她找到这个病房的医生，要医生救救她，说她快不行了——自从她父亲去世后，她因为伤心过度，出现了胸闷、气短，浑身没力气。现在，她连从一楼爬到二楼的力气都没了。

这就是悲伤消耗了肺气，肺气虚了。

医生给她开了补肺气的药，她调理了 2 个月，才慢慢恢复了健康。

从鸡、猪、小女孩的案例说说"恐伤肾"

《释名》说："肾，引也，引水灌溉诸脉也。"因此，中医就得出了"肾主水"的结论，这和现代解剖学的认识是一致的。但《黄帝内经》又把肾和人一生的生长发育过程以及生殖功能联系了起来。《素问·上古天真论》认为，一个人的生长发育过程和生育能力是由肾中所藏的精华之气的盛衰来控制的。

在临床治疗的过程中，遇到小儿五迟（立迟、行迟、发迟、齿迟、语迟，就是小儿发育迟缓），中医治疗多用补肾的药，著名的六味地黄丸当初就是为了治疗小儿发育迟缓而创立的方剂。遇到妇女早衰或者围绝经期综合征症状严重，也是用补肾的方法来处理的，补肾可以减轻症状、延缓衰老。

如果把生长发育和生殖功能由肾所主改成由内分泌所主，中医就不会治疗了，因为在中医的药物学里，只有补肾阴、补肾阳的药物，没有刺激内分泌的药物。《黄帝内经》里还说，"肾司二便""开窍于二阴"，人和动物突然遇到惊恐之事，出现大小便失禁，就是"恐则气下"。我们这里专门谈谈"恐伤肾"的问题。

一个女孩在路上开车，行驶在她前面的一辆面包车突然撞在了高架桥的桥墩上，车门飞起来越过她的眼前，砸在她的后备箱上，她猛地一踩刹车，车在距离出事的面包车几厘米的地方停住了，可是这个女孩被吓得小便失禁，出了一身冷汗，瘫软在车里不能动了。这就是"恐则气下"的表现。此后的 1 年里，她没有来过月经，这正体现了惊恐对生殖功能的影响。

1999 年 9 月 21 号凌晨 1 点 14 分，我国台湾地区发生了强烈的地震。2000 年 7 月，台湾长庚大学找我去讲课，我到台湾后，老朋友带我来到靠近地震中心的地方，住在一个木板房里。房东问我："郝老师，去年地震前 1 个月，我买了六七十只土鸡，地震的时候，这些鸡都是半大鸡，从地震到现在都快 1 年了，这些鸡没有一只长个子，也没一只生蛋，平常半年就下蛋了，这是怎么回事呀？"我说："你们这个地方，地震的时候几面的山都滑坡了，这些未成年的鸡从来没有经受过这般地动山摇、山川移位的惊吓，都被吓坏了。因为'恐伤肾''肾主生长发育''肾主生殖'，所以这些鸡就不再长个子了，也不能下蛋了。"房东说："要不咱们杀几只吃吧？"我说："不要，你好好养着，等我回北京后给你寄一些补肾的药，你好好喂喂这些鸡，看看它们还能不能继续长个子和下蛋。"

2个月后我回到了北京，给这些鸡配了两三千克的加味六味地黄丸水丸，托人带给了他们。

3年后我又去了台湾，见到那些老朋友，我的第一句话就问："那些鸡怎么样了？"他们说，都到他们的肚子里去了。我的加味六味地黄丸他们也吃了，听说都是补肾的，可以促进发育和抗衰老，他们都分着吃了。这些朋友都不是学医的，不大了解我做这个实验的重要性，实验就这样中断了。

某天，我正在房中看书，太太在厅里喊我："快来看！"我到厅里一看，电视上正在播美国佛罗里达州的龙卷风把一群猪崽卷到了空中的新闻。播音员说，人们仰望高空，看到一群猪崽在空中飞舞，于是把它们叫作"飞猪"，这些猪崽被卷到了几千米之外的地方，风过后，人们把幸存的小猪送回猪场。可是从此以后，奇怪的事情发生了：这些猪崽没有一只继续长个子，也没有一只发情生小猪。

是啊，猪世世代代在陆地上行走，在它们的遗传基因里，从来就没有过在空中飞舞的感觉，龙卷风把它们卷到了空中，它们都吓坏了，它们都是未成年的猪呀！可惜播音员没有讲猪场的确切地址，如果有确切地址，我真想也寄一些六味地黄丸一类的补肾药喂喂这些猪崽，看看它们到底还能不能继续发育。

人也有这种情况。一个被妈妈带过来看病的女孩子，26岁了，从来没有来过月经，第二性征也没有发育。妈妈说她年轻的时候为了事业，把孩子放到乡下亲戚那里，而亲戚家两口子三天两头打架，一打架就动切菜刀、擀面杖，也经常打孩子。孩子就在这样恐怖的环境中长到5岁，胆子奇小，发育迟滞，曾经找过不少医生看过，效果都不好。我虽然也给她开了补肾的药，但我清楚，这女孩早已经超过了应该发育的年龄，这些药物是很难起作用的。可见不良情绪以及各种精神的压力，对健康的影响是多么严重。

那么现代医学对心理情绪因素导致健康的失调，有没有认识呢？当然有，西医把这种病称作心身性疾病，**在临床常见的疾病中，约有 70% 以上属于心身性疾病的范畴。**哪些疾病属于心身性疾病呢？请看下一章。

第三章

看病因缘起，
说化解关键

本章精彩看点

什么是心身性疾病？为什么 70% 以上的临床疾病属于心身性疾病？

"宽容他人就等于宽容自己"在健康上有什么重要意义？

消化系统的许多疾病发病及发展与心理社会因素都密切相关。

心理因素为什么会引发哮喘？

恶性肿瘤的发展和恶化，与心理因素关系十分密切。

男性性功能障碍受心理社会因素影响有多大？

为什么女性健康问题受心理社会因素影响这么大？该如何应对？

儿童厌食、尿床、夜惊的"隐情"。

70% 以上的常见病属于心身性疾病

多年以前，国外几家大医院的医生们发现一个奇怪现象：心内科候诊室的椅子比其他科室的椅子坏得都快。这个科室的主要诊疗范围是原发性高血压、冠状动脉硬化性心脏病、高血压性心脏病、神经性心绞痛、阵发性室上性心动过速、心脏功能性早搏等疾病，为什么这个科室的椅子坏得这么快？仔细观察发现，这些病人都很急躁，坐不安稳，或者晃动椅子，或者双腿抖动，或者站起坐下，坐下的时候都带有一种对椅子的冲击力，或者到门外打电话，那种心烦急躁、不耐烦的情绪，在他们的外在行为模式上表现得淋漓尽致，这些椅子也总是受到冲击或者晃动的折磨，和其他科室的病人安安静静地候诊，形成了鲜明的对比。于是就引起了医生们对这类疾病患者的心理特点和行为模式特征的关注。

研究发现，患这类疾病的人大多在性格和行为上有一个共同的特点，就是脾气火爆、遇事急躁、不善克制，在事业上和工作上都有闯劲儿，喜欢竞争、拔尖好斗、争强好胜、好出风头，爱显示自己的才华，走路、说话风风火火，对人常存戒备之心，总把自己的同行当成竞争对手甚至敌人，时时担心别人超过自己，这样就总有一种紧迫感，每天处于紧张焦虑的状态，于是医生们就把这类性格称作 A 型性格，把这类人的行为模式称为 A 型行为模式。这类人实际上每天都处于一种应激反应状态，他们的肾上腺素和甲状腺素分泌增多，代谢旺盛，能量消耗大，容易疲劳、失眠，实际上已经处于亚健康状态了，进而很容易引发高血压、动脉硬化、心脏病。

现在临床上用是否为 A 型性格和 A 型行为模式，来预测会不会得心脏病和高血压病，具有很高的准确性。

于是**高血压、高血脂、动脉硬化、冠心病**等，这些发病和发展与心理社会因素有关的疾病，毫无疑问地被列入了心身性疾病的范畴。

什么叫心身性疾病呢？

广义的心身性疾病，是指心理社会因素在发病和发展过程中起重要作用的躯体器质性疾病与躯体功能性障碍。

还有哪些疾病属于心身性疾病呢？**在临床常见的疾病中，大约有70% 以上的疾病，属于心身性疾病。**也就是说，除了刚刚举过的例子，还有许多疾病在发病和发展过程中，和心理社会因素有关。比如偏头痛、紧张性头痛、自主神经功能紊乱、无器质性原因躯体疼痛，都属于心身性疾病。

某中学生，每次考试前，就会头痛得看不下去书，一放假，就不药而愈，这就是紧张性头痛的特点。莫名的全身肌肉关节疼痛，痛无定处，经检查，排除了风湿、类风湿、痛风等，这也是心身性疾病。

宽容了婆婆，足跟痛竟然不药而愈

多年前，一个姓沈的女士由朋友刘女士陪同来找我看病。沈女士 40 岁左右，患有足跟痛，多次诊治，医生有的说是劳损，有的说是骨质增生，有的说是肾虚，但久治无效。

刘女士说："我们俩结伴到国外旅游，在旅游途中，不管走多少路，她的脚跟从没有痛过。回国后，我们从机场打车回家，先送她，当车开到离她家还有 100 米左右的时候，她的足跟突然剧烈疼痛，到了家门口，她都下不了车了，是我搀着她回家的。"

　　我听了刘女士的叙述，立即明白，沈女士久治不愈的足跟痛是心身性疾病。我进一步了解到，沈女士夫妇和她的婆婆住在一起，婆媳关系十分紧张，沈女士十分惧怕回到家中，因为潜意识之中留下的深深创伤和恐惧，所以她有了这样久治不愈的怪病。我开了疏肝解郁、通络宁神的中药，还告诉她说："'解铃还须系铃人，心病还需心药医''宽容他人，也就等于宽容自己'。"后来她没有复诊，我不知道效果如何。

　　就在前不久，门诊来了一个病人，见面就说："郝医生，你还认识我吗？"我很不好意思地摇摇头。她说："我是沈某某，多年前来找你看过病，足跟痛。"我想起来是有这样的病例，但人的样子我记不起来了。

　　"你好了吗？"

　　"现在是彻底好了。"

　　"怎么好的呢？"

　　"找您看过后，服药效果并不明显，但我最大的收获是，知道了这和心理因素有关。5年前婆婆去世了，我想我的足跟痛应该彻底好了，没想到，只要看到婆婆的照片或者她的衣物，足跟还是痛，甚至整个后脊梁骨都发麻，我心中暗想：'这老家伙，真是阴魂不散，死了还在折磨我。'3年前，儿子结婚了，我也做了婆婆，也是和儿子、儿媳住在一起。对年轻人的许多事情我真的看不惯，我就想说他们。有一次，我刚说了半句话，突然意识到，我要说的这句话，和婆婆当年最伤害我的那句话不是完全一样吗？我就把后半句话咽了回去。于是突然理解了婆婆当年说这句话，完全是好心，心中对婆婆就彻底宽容了，足跟居然再也不痛了。我现在才真正理解了您当年对我说的**'解铃还须系铃人，心病还需心药医''宽容他人就等于宽容自己'**那两句话。"

许多消化系统疾病是心身性疾病

消化系统的许多疾病的发病、发展和心理社会因素都密切相关，如上消化道溃疡（胃溃疡和十二指肠溃疡）虽然和幽门螺旋杆菌感染有关（有人因为这项研究成果还获得了诺贝尔奖），**但感染幽门螺旋杆菌的人并不一定都发病，而发病或者病情复发，在感染幽门螺旋杆菌的前提下，几乎都和心理因素相关。**

某中年男子，因胃痛来门诊就诊，特点是空腹时胃痛，每天睡到后半夜常常因胃痛而疼醒，吃点东西，比如饼干、面包片一类的东西，疼痛就可以缓解。这是比较典型的胃和十二指肠溃疡疼痛的表现，吃上一点东西，将胃酸中和一下就不痛了。我问他："这种情况有多长时间了？"他说："3个月了。""在3个月前，你遇到过什么事情？"他说："这和胃痛有关系吗？"我说："应当有关系。"他说，他是一位出租车司机，3个月之前，被歹徒抢过两次，其中一次差点丢了性命。从此之后，他开车上路，总是处于焦虑、紧张状态，没人招手拦车，他就盼着有人拦车，有客人拦车坐车才能赚钱呀，可是一看到有人拦车，他就会紧张，心中"怦怦"跳，担心会不会又是劫匪。在这样的矛盾心态、焦虑心理和强烈的精神压力下，不久胃就开始痛了，痛得越来越厉害，直到不能忍受。

咽部的梅核气、食管失弛缓症、反流性食管炎、慢性胃炎、胃下垂、神经性呕吐、神经性厌食、溃疡性结肠炎、过敏性结肠炎、习惯性便秘，它们的发病和发展都与心理社会因素有关。

有的慢性结肠炎的病人，一生气就复发，就会拉肚子，这正是心理社会因素导致的结肠炎发作。便秘也和心理社会因素有关。

一位女士，从小学、中学到大学，不是班长，就是学校的学生会干部，她很喜欢做管理工作，而且认为自己很有做管理工作的天赋和能力。没想到阴差阳错上了医学院校，毕业后当了医生，其实她一直不满足于眼下的工作，更不满足医生工作的极度辛苦、担责之大和低廉的工资收入。

有一天，外地一家私企到北京招聘厂长助理，说得很明白，就是代理厂长管理工厂的全部工作，厂长想离开工厂周游世界，开的基础薪酬是她做医生薪酬的10倍。她动心了，先签了1年的合同。毅然办理了离职手续，只身离开北京，去了外地。

3个月后她发电子邮件向我咨询，说她患了严重的便秘，用了不少缓泻的中西药物，只能缓解一时，不能解决根本问题。7个月后她发电子邮件给我，说便秘的问题还没有解决，脸上又起了很多黄褐斑，还有脱发、月经紊乱、经常失眠，不知道能不能干完1年。

1年后她回到北京，到门诊找我看便秘、月经紊乱、失眠、脱发和黄褐斑，告诉我，不能再续签合同了，如果再续签合同，小命就要留在那里了。在那里，没有一个得力的助理人员，事事都要自己出面打理，她已经是身心憔悴、精疲力竭了。

我说："你这几个问题，都和心理情绪有关，回到北京，离开那个工作岗位，压力没有了，可能过两三周，你的便秘和失眠问题就会不药而愈，调理月经和治疗脱发需要费点时间，至于黄褐斑，恐怕这辈子都很难恢复到原来面部干干净净的状态了。"

我并没有用任何通便的药物，只是帮助她疏肝化浊、养血安神，2周后，她的大便正常，睡眠也改善了；2个月后，她的月经正常，不再脱发。她后来又回到了医生的岗位，用了各种方法，但黄褐斑至今未退，每天只好用粉底或者隔离霜遮盖。

可见，**除了便秘，月经紊乱、黄褐斑、脱发、失眠都和心理社会因素密切相关，都可以归属于心身性疾病的范畴。**

一见妈妈就紧张的孩子得了哮喘

呼吸系统的疾病，如支气管哮喘、神经性呼吸困难、神经性咳嗽，和心理社会因素的关系，也非常密切。

一位小女孩，被妈妈带来看病，刚刚12岁的她，竟然喘了六七年，医院诊断为过敏性哮喘，我问她妈妈："这么多年来，她有没有什么时候不喘？"她妈妈说："她在医院不喘，在小姨家不喘，小时候在奶奶家长大到6岁，6岁之前也没有喘过。"我在问诊的过程中发现这个孩子每说半句话，就要看她妈妈一眼，看到妈妈的眼神许可继续往下说，她才接下去说。于是我就把这位妈妈支出去，单独问这孩子，女孩对我说，她从小在奶奶家长大，6岁才到妈妈身边。奶奶管教很宽松，而妈妈对她很严格，她很惧怕见到妈妈。她一见到妈妈就紧张，就胸闷，就呼吸困难，就喘。

我明白了，这个孩子的哮喘和精神紧张是密切相关的，由于精神紧张，就抑制了她的自调机能。为什么在医院、在小姨家她不喘？因为她精神放松呀。

我随后问这位妈妈为什么对孩子这么严格，这位妈妈告诉我，她自己中小学的时候学习成绩十分优秀，但刚好赶上特殊的历史时期，大学不招生，以后再也没有机会上大学。后来结婚生子，错过了很多读书的机会，所以希望孩子也能成绩好，将来考入好的大学，做出一番事业，完成自己今生没有能实现的愿望，所以对孩子要求非常严格。而孩子从小不在她的身边，很不适应她的教育方式，一看到她就紧张，所以哮喘也就发作了。当然这是个很聪明的孩子，如果是傻孩子，先天智能低下，根本不懂得惧怕，就不会怕妈妈，妈妈爱怎么说就怎么说，她不往心里去，也就不会得这类的病。

得心身性疾病的人，基本都是聪明的人。因此，从健康这个角度来说，真可以说是"聪明反被聪明误"。面对一个很聪明的孩子，教育一定要以正面引导为主，以鼓励为主。

放松身心，白癜风和银屑病等皮肤病也能好转

皮肤科的多种疾患，神经性皮炎、过敏性皮炎、斑秃、银屑病、湿疹、白癜风、荨麻疹、多汗症、黄褐斑等，在现代临床上也归属心身性疾病的范畴。

有句话叫"外科不治癣，内科不治喘"，是说皮肤病和哮喘在治疗上都很困难。之所以困难，是因为医生对病人自身的心理因素往往束手无策，这就更需要病人本身进行心理、精神、情绪上的调节。

患有神经性皮炎或湿疹的很多人，都有深切的体会：如果这一段时间，压力小、生活规律、心情愉快，皮损部位就明显减轻和缩小；如果这段时间，压力大、情绪不稳定、焦虑郁闷，皮损的范围和症状就会明显扩大，简直是立竿见影。

一位高级工程师，面部有一片白癜风，我给他看过胃病，所以就熟识了。我发现有几年，他面部的白癜风面积逐渐扩大，过了几年又逐渐缩小了。我好奇地问："你用什么药物使它减轻缩小了？"他说："我按照广告，几乎看遍了所有的可以治疗白癜风的诊所或者医院。最终体会到，一切治疗的方法，都不如调整自己的心态。前几年我的事业不顺利，职称多次被卡上不去，心情郁闷，胃病也犯了，白癜风的面积也扩大。这几年事业顺利，职称问题也全部解决了，心情好了，什么药物都没有用，胃病也不犯了，白癜风的面积也缩小了。"

一个多年患银屑病的男病人，久治不愈。听人说到温泉泡澡可以治疗银屑病，他利用单位给他的休假，到温泉疗养院疗养了 1 个月，果然银屑病全好了，只是在小腿部还有一小片微红的痕迹。他高兴地跑来告诉我这一喜讯。我提醒他，今后不管遇到什么事情，一定要理智地处理，平静地面对，这样才能不复发。然而几年后，他的银屑病全面爆发，原来他父母去世后，他的妹妹和他争房产，以致到了对簿公堂的地步，他的心情极度郁闷，于是导致了银屑病的复发。因此，与其说是温泉水的洗浴对他的银屑病起到了治疗作用，还不如说是他在温泉疗养院疗养的时候，身心放松而愉悦，使自己的自调机能得到了解放，是自己的自调机能治好了自己的银屑病。

内分泌性疾病患者病前多有负面情绪

内分泌系统的疾病，比如糖尿病、甲状腺功能亢进、肥胖症都和心理社会因素密切相关，尤其是甲状腺功能亢进。我所见到的病人发病、加重或复发，没有一个不是因为外界的精神压力或者紧张焦虑的心理情绪因素引起的。在心身性疾病分类中，过去的文献并没有把恶性肿瘤列入心身性疾病的范畴。但从许多医生的临床体会看，恶性肿瘤的发生和发展与心理社会因素有密切关系。

有人曾对 245 例癌症住院病人做过调查，发现 66.9% 的病例在病前有负性情绪，而对照组仅有 15.5%。格瑞等对 30 例乳腺癌病例进行研究后指出，癌症的发生与刺激性生活事件有明显联系。艾勒希德在其著作《心身医学》中，将癌症列入心身性疾病。

尤其是恶性肿瘤的发展和恶化，与心理因素关系十分密切。有不少人知道了自己的病情后，惶惶不可终日，导致了病情的迅速恶化。

某医院外科手术室的护士，36岁，大便脓血2年，一直当慢性痢疾来治疗，没有效果，但也一直正常上班。同科医生建议她做进一步检查，一查发现乙状结肠有一个肿瘤。医生委婉地建议她做手术，这个护士听后，当场瘫软在椅子上。随后不到2个月，她就去世了。**与其说她是死于肿瘤，不如说是自己把自己吓死的。**

生殖系统的疾病和心理社会因素关系密切

在生殖系统的疾病中，属于心身性疾病的更多一些，如性功能障碍、月经紊乱、痛经、不孕、假孕、难产、癔症、围绝经期综合征等。

男性的性功能障碍，如阳痿、早泄、遗精、性欲低下等，如果不是器质性病变所引起的，无一例外，都和心理情绪因素有关。

有很多人认为这是肾虚，用补肾的甚至用填精补髓的中药来治疗。其实肾主精的闭藏，肝主精的疏泄，能否使闭藏和疏泄得到良好的控制，又靠心神来掌控。所以肝主疏泄和心主神志的功能，在男性性功能的调节上起关键作用。而心理情绪因素，和心、肝两脏的主神志和主疏泄的关系密切。

女性的月经紊乱和心理社会因素的关系更为密切。北京某名牌大学的学生社会调查小组，曾对女生的月经情况做过调查，发现80%以上的从外地考来的女生们，在大一的时候，都有月经紊乱，有的1个月来2次，有的好几个月不来，一般1年以后才逐渐趋于正常。这些从外地考来的学生，在当地的中学里几乎都是尖子生，在学校有老师和校长宠着，在家里有父母无微不至的关怀照顾。现在一下子离开家乡，离开父母，来到这陌生的城市，住在了6人、8人甚至10人每间的集体宿舍，各人的生活习惯不一样，都需要相互适应，一个班都是"尖子"，自己也就没有了"尖子"的优越感，所以她们的心理要适应这样的新环境，需要一定的时间，于是难免就会有焦虑紧张、过度敏感等不良情绪，从而干扰和抑制了自调机能，引发了月经周期的紊乱。到大二的时候，绝大多数女生的心理适应了新的环境，于是月经周期也就正常了。

痛经也和心理社会因素有关。一位妈妈带着上初中的女儿来看病，说是痛经，经期肚子疼痛，不能上学。妈妈说，孩子初潮后的一两年，原本是没有痛经的，每次月经都很顺利。有一次，孩子从学校回来说："妈妈，我们同学来那个的时候，肚子都痛，还可以请假不上课，我怎么不痛？"结果下次来月经，她就开始肚子痛了，起初还能忍受，不影响上学，几个月后，疼痛越来越重，一直痛到不能上学的地步。妈妈说完，狠狠地对着女儿说："活该，病都是自己作的，这回就和同学疼得一样了吧。"我知道这是妈妈心疼女儿，才说出了这样的狠话。不过，我们由此可以看到，痛经和心理社会因素的关系。这是怎么回事？她看着别人痛，她不痛，所以就奇怪，于是就关注自己的肚子，体会疼痛的感觉，结果疼痛就开始了，越体会越痛。所以，我给这个孩子治疗痛经，并不是按照常规方法来治疗的，而是用疏肝解郁、定志宁神的方法来治疗。

某些不孕症和心理社会因素也会有一定的关系。有一天早上，我刚上门诊，一位 42 岁的女士来看病，说是闭经 3 个月了，看看是不是到更年期了。她说："这么年轻就闭经，真不甘心，希望用一些活血化瘀的药物通通经，推迟更年期的到来。"

我说："你有烘热汗出、失眠多梦的表现吗？"她说："没有。"

"有心烦急躁、血压不稳的现象吗？""没有！"

我摸脉，感到脉象往来流利，滑而有力，中指根部的脉搏动也很明显，这样的脉象常常提示怀孕，我说："你有可能是怀孕了。"她吃惊地看着我说："我怎么可能怀孕？不可能！不可能！"

我说："对不起，我应当先问你有没有结婚。"她说："我结婚都快 8

年了，从来没有怀孕过，以前为了治疗不孕吃过不少中西药物，都没有作用。不对！我肯定没有怀孕，别人怀孕都有反应，我什么反应和感觉都没有，就是莫名其妙地不来月经了。"

我说："我凭脉象还不能作出肯定的判断，你到化验室去化验，还可以到我们医院的妇产科去确诊。"我开了化验单，让她化验去了。

过了不到 2 个小时，她回来了，手里拿着化验单，颤颤巍巍地说："大夫，化验结果和妇产科检查都说我怀孕了。"我这时正在看另外的病人，示意她坐在诊室靠墙的椅子上等一会儿。她坐下不久，拿出了手机开始打电话，那个时候，手机的使用还很不普遍，手机的个头很大，功能也仅限于通话，但谁要有一部手机，就很值得炫耀了。她拨通了电话，只听她说："老公，我怀孕了……"从电话里传出了瓮声瓮气的声音："什么？你还能怀孕？"整个诊室的人都听到了。她无可奈何地对我说："大夫，您帮忙跟我老公说一声，他不信我的话。"

我接过电话说："先生，恭喜你，通过化验和妇产科检查，你太太真的怀孕了。"她接过电话继续说："老公，你能来接我吗？""你怎么去的医院呀？""我骑自行车来的医院。""为什么不能骑车回来？""我腿软得都走不了路了，骑不动车了。"他们一问一答。

大家知道她为什么腿会软吗？"喜则气缓"，这突如其来的惊喜，使她全身的肌肉松弛了，所以就没有劲了。我看完诊桌旁的病人，把她叫到诊桌前问："你和你老公的感情好吗？"她说："特别好。""你们一直在一起生活吗？"她说是。"过去找到过不孕的原因吗？"她说："没有。我特别爱他，我们在交朋友的时候，他曾经跟我说，他们家八代单传，我要嫁给他的话，一定要给他生一个男孩，否则他们家就断子绝孙了。"我说："他可能是跟你开玩笑说的话。"

这位女士说："我可就把这话当真了。正因为我特别爱他，所以当我们结婚后，我就像肩负着一种使命一样，暗示自己一定要给他生个男孩。

每当我们在一起做爱的时候，我就默念'我要生男孩，我要生男孩'……结果几年过去了，不仅没有生出男孩，连女孩也没有。于是到处看病检查，都说没有毛病，可就是怀不上，我的心理压力越来越大，以致每当和他在一起就紧张焦虑，总担心怀不上，结果就一直怀不上。3年前，农村一个远房亲戚家已经有了两个女孩，又生了一个女孩，有点负担不起，于是我们接来抚养，这个孩子现在已经3岁多了。"

我说："正因为你身边已经有了一个孩子在抚养，所以心理负担和压力就淡化了，于是不经意间就怀上了，你看看是不是这个原因？"她还没有来得及回答我，突然离开诊桌，走到洗手池那里，"啊"的一声，回头对我说："大夫，有了。"我说："有什么啦？""有反应了！"说完这句话，连她自己都忍不住笑了。

是的，当一个人根本不知道自己怀孕的时候，居然连妊娠反应都没有，即使有一点轻度的不适，也不会往妊娠方面去想，知道自己是怀孕之后，妊娠反应就被明显地夸大了。**妊娠反应并不是病，是妊娠以后的正常现象，但反应的轻重和心理确实有一定的关系。**

有一个农村妇女，结婚多年不孕，她看到邻居怀孕，极其羡慕，她的肚子也慢慢大了起来，月经也不来了，妊娠反应也有了，到医院检查，医生说她没有怀孕。她自己就是不信医生的话，肚子也和邻居怀孕的妇女同步长大。可是等邻居生了，肚子复原了，她等了好几个月还是没生，慢慢地，肚子也就缩小了，复原了。

她的肚子为什么会真的膨大起来？这并不是子宫在胀大，而是肠胀气，叫作假孕。假孕的人，心理社会因素究竟是怎样干扰了她的生理功能，产生类似妊娠的一系列反应和现象？至今医学界也没有完全搞明白，但这种现象的的确确是存在的。我随医疗队下乡的时候，就遇到过这样的病人。此外，**难产、癔症、围绝经期综合征的发病和发展，和心理社会因素也密切相关。**尤其是癔症，在女性群体中，常常因为心理暗示而群体发作。

尿路感染、夜尿、神经性尿频……治疗这类的疾病，用一般的治疗尿路感染的方法基本无效，只能从调节心理情绪的角度入手，尤其对同时患有焦虑症的人。

儿童厌食、遗尿、夜惊的发病另有"隐情"

在儿科疾病方面，**儿童厌食、遗尿、夜惊应当归属于心身性疾病**。厌食的儿童，家长或者监护者总想让他多吃，于是难免就会采取责骂的方法给孩子以压力，其结果是，一到吃饭，家长就给孩子压力，孩子一有压力，就越没有食欲，越不愿意吃饭，于是就造成了恶性循环。

还有的家长，一到饭桌上，就开始数落孩子不用功、爱玩游戏、不抓紧时间做作业等，导致孩子很怕和父母在同一张饭桌上吃饭，不仅影响孩子的食欲和消化，实际上也达不到教育的效果，反而容易加重孩子的逆反心理和厌食症状。

遗尿也和心理情绪因素有关。有个 5 岁的小女孩，本来早就不尿床了，因为淘气，不小心打坏了父亲书房里一件值钱的古董，父亲盛怒之下，打了孩子一巴掌。从此之后孩子睡觉不安稳，夜间遗尿，经常有夜惊。

除了上述的常见心身性疾病以外，**耳鼻喉科的耳鸣、梅尼埃病、过敏性鼻炎、晕车，运动系统的类风湿关节炎、书写痉挛、痉挛性斜颈、面肌痉挛等，在医学界都划归于心身性疾病的范畴。**

因精神崩溃导致死亡的例子也不少

其实心理社会因素不仅仅可以导致疾病的发生和加重，**在特殊的情况下，精神的崩溃甚至可以直接导致人的死亡。**

第二次世界大战的时候，法西斯医生把抓来的犹太人捆在凳子上，告诉他要用割破腕部桡动脉的方法处死他，并且让他不要害怕，不要看。接着，把他的一只胳膊从墙洞中伸到另一个房间，不久这个人就感到有一把锋利的刀子在他的腕部割开了一道口子，自己的热血马上涌了出来，随后就听到自己的鲜血"滴答滴答"滴在盆里的声音。2个小时以后，他死了，面色苍白，唇爪不华，完全是失血性休克死亡的现象。其实，他的桡动脉根本就没有被割开，刀子只是划开了表皮的毛细血管，血液开始确实是流了出来，但是因为割断毛细血管后，毛细血管的断端本身就有收缩的反应，加上血小板的凝集作用，血流很快就自行止住了。而他听到的血液滴在盆里的声音，只不过是隔壁房间里一个开得很小的水龙头里流出的水滴滴在盆里的声音。他是怎么死的呢？是**极度恐惧、精神的崩溃严重抑制了人体的一切自调机能，**他自己把自己吓死了。

几十年前，国外一家物流公司的司机正在一台大型冷藏车中搞清洁，突然一阵大风，把这台冷藏车的车门关死了。冷藏车是运输冷冻食品的，在里面没有设计打开车门的机关。那个时候还没有手机，物流公司的工作人员又极少，当天没有人知道有人被关到了冷藏车里。等到第二天要启用这台车装货的时候，人们打开车门一看，发现这个人已经"冻"死在车里了，他全身僵硬、冰冷地躺在车子的地板上，面部看上去完全是人被冻死的特异表情。

人们在车子的地板上，发现了这个人歪歪扭扭地写下三行遗言：

寒冷已经冻僵了我的双腿。

寒冷已经侵袭了我的腹部。

寒冷即将凝固我的心脏，亲人们，朋友们，永别了！

这显然是在描述他在低温的冷藏车里，被"冻"死的全过程。可是当人们冷静下来以后，惊异地发现，这台冷藏车可以靠蓄电池来供电的冷冻机根本就没有启动。而当天夜间的最低温度在 15 ℃，这个温度是冻不死人的。他是怎么死的呢？当车门被关上之后，他在黑暗之中，完全乱了方寸，极度恐惧和焦虑使他连冷冻设备是不是在启动都忘记了去思考，就这样自己把自己吓死了。

当然，这样极端的例子毕竟是少数，但足以说明精神心理因素对健康的影响。

解放自调机能，方得养生真谛

我们这里讲的是心身性疾病，已经是需要医生来帮助治疗的状态了。在这些疾病的潜病期、前病态的时候，也就是亚健康状态的时候，医生能帮上我们的忙吗？帮不上！因为疾病还没有诊断出来。这个时候只能靠我们每个人自己通过养生，把疾病消灭在萌芽状态，尤其是把心身性疾病消灭在萌芽状态。

可见中医所说的情志致病和西医所说的心身性疾病，发生和发展的过程，都与心理社会因素有关，是不良的心理情绪抑制和干扰了人体的自我调节机能，从而逐渐引发了亚健康状态和疾病。这是中西医的共识，于是我们就会得出这样的结论：

魔由心起，病由心生。浇花要浇根，养生要养心。解铃还须系铃人，心病还要心药医。修心养性，排除干扰，解放自调机能，这是养生的第一关键。

可肯定会有人说："错了！情绪和情感反应明明是由大脑所主管的，你养什么心呀。明明是脑主神志，中医却说心主神志，已经错了几千年了，这样无知的理论早就应该淘汰了！"

在中华传统文化中"心"字的本义是什么？怎么养心？请看下一章。

第四章

养心有法，
自调有方

本章精彩看点

"心"的本义是什么？

中医说的"心"与"脑"有什么区别？

好学易用的四种心理平衡的调节方法。

解放自调机能的操控术有哪些是值得我们学习运用的？

日常生活工作应达到哪"三种状态"？

经常做到"四个快乐"对健康有什么必要性？

养生先养心，从"心"的本义说开去

养生先养心，其实这一养生思想和方法并不是我说的，而是中医理论的奠基著作《黄帝内经》说的。《素问·上古天真论》中说："恬淡虚无，真气从之；精神内守，病安从来？"

只要你能保持愉悦、淡泊的心态，对身外的声色犬马、钱财名利不去过多地追求，你的真气就能够很好地发挥保护健康的作用，疾病怎么还能够产生呢？这就是养生要养心的提示。

究竟在中华传统文化中，"心"字的本义是什么呢？

我们看看东汉人编写的《说文解字》、明代人编写的《六书通》和现代人编写的《金文编》所收集的"心"字是怎么写的：

《说文解字》：
《六书通》：
《金文编》：

毫无疑问，"心"是象形字，是古人在吃动物的时候，看到动物胸腔中的心脏后，画了这样一个形象的文字。这是中医"心主血脉"的由来，心脏确实是血液循环的动力器官。

可是这个字为什么读 xīn，而不读 tiān、dì，不读 shān、shuǐ？东汉的刘熙在《释名》中说："心，纤也，所识纤微，无物不贯也。"这个字为什么读 xīn？是因为 xīn 和 xiān 读音是相近的，心也就是纤细的意思，是可以认识外界细微的事物的，没有任何事物是它不可以认识和贯通的。具有这个功能的，就叫心。

也就是说，祖先造"心"字的时候，用字形来表达主血液循环的功能，用读音来表达主管认识外界事物的功能。中医学中的"心主血脉"和"心主神志"的两大功能就这样被确立了。

"心"字在中华传统文化中，就广泛地代表了我们今天解剖学中的心脏和大脑两个器官的功能。

我们今天的人，把古汉语沉淀到现代汉语中的"心"字，和现代解剖学上的心脏的"心"等同起来，于是就不太能理解，这样一个主管血液循环的"心"，是如何和大脑的功能联系起来的。

为什么古人用"心"代表大脑的功能呢？

因为古人是用眼、耳、鼻、舌、身、意等自身的感官来研究人体的，而不是用今天的解剖、显微镜观察和生化的方法来研究人体的。当人的情绪变化和波动的时候，大脑并没有什么特别的感觉，感觉到的却是心率和心胸的变化。愉快和激动的时候，感觉到的是心花怒放和心在跳动；忧郁和焦虑的时候，感觉到的是胸闷和心烦。没有人说脑花怒放和脑烦郁闷，国内外的诗人都会写"我激动的心啊，就要跳出了胸膛！"，从来还没有见到过，哪国的诗人写出了"我激动的大脑呀，就要涨裂了脑壳！"。

在世界上，所有民族的古代对这个问题的认识都是一致的。丘比特的箭射中的是心的模型，而不是大脑模型。在西方，情人节互送玫瑰花和巧克力时，包装纸上的装饰图案，没有任何一个国家印的是解剖学上的大脑。表达爱情用的项链坠，有心形的，从没见过用大脑模型的，无论是在哪个国家。所以我很困惑，在中国经常有人说中医的"心主神志"，是错了几千年的东西，说古代中国人愚昧不懂，才出这样的错误。

为什么没有人说丘比特是大傻瓜，他的箭射错地方了，应当射中大脑，不应当射中心！

当一个人心烦失眠的时候，现代医学认为这是大脑的问题，是神经衰弱，中医学却有可能辨证为心火炽盛、心神不宁。治疗用清心安神的方法，症状就可能减轻或者缓解。如果把"心"改成"脑"，这样中医就不会处理了，因为中医学有入心、清心、宁心的中药，没有入脑、清脑、宁脑的中药。所以，中医学中的"心"是不能改为"脑"的，不仅中医学中的"心"不能改成脑，汉语中的"心"也不能改成"脑"。

孟子所说的"心之官则思""医家养心""儒家正心""易学家洗心""道家静心""佛家明心"，我们改成"脑"字试试看，"脑之官则思""养脑""正脑""洗脑""静脑""明脑"……这会是什么感觉？我们再把汉语中的"心地善良""心情愉快""心想事成"，改成"脑地善良""脑情愉快""脑想事成"，这还是中国话吗？

当我们明白了"心"的本义之后，我们就知道**养生要养心的"心"，指的是主神志、主管精神情感的"心"**。

文化需要继承传统，养生需要借鉴历史。在古今中外的历史上，许多学派的核心就是对生命本质的参悟，对养生要领的阐释。我们先看看这些不同学派所强调的都是什么。

易学家，讲究"洗心"，就是洗涤心胸，除去杂念或恶念，改变心志，净化心灵。

在中国思想文化占主流地位2 000多年的儒家，提倡"正心修身"。"正心"就是端正心性，心无邪念；"修身"就是提高品德修养和精神境界，也就是《孟子》所说的养"浩然之气"。

道家主张"清静无为"。"清静"就是静心，使心灵安定宁静；"无为"并不是不为，而是不妄为，不做违反自然规律、有损道德规范、违反社会法则、有害众生的事。只有无为，才能静心；只有静心，才能炼精化气，炼气化神，炼神还虚，进入养心的最高境界。

佛家修行强调"明心见性"。"明心"，就是明白自家的本心，包括凡心以至圣心；"见性"，就是见到自家的本性，包括自性以至佛性。这个"心"就是菩提心，这个"性"就是佛性。直指人心，就是明心；见性成佛，就是洞见自性与佛性。

中国古代的医学家，在养生上更是强调"养心"，就是修养心性。

可见养生要养心，是历代不同学派养生家共同的主张。而**养心的关键就是静心，静能生慧。要做智慧的人，用大智慧处理一切事情，而不是用情绪来处理事。**

佛家有"灵台清静""静能生慧""慧能生智"的认识。道家有"静能生定""定能生慧"的体会。

儒家也有"静能生慧"的说法。《昭德新编》说："水静极则形象明，心静极则智慧生。"实在是极其形象的比喻。

医家有"恬淡虚无，真气从之，精神内守，病安从来"的告诫。而古代养生家陶弘景的《养性延命录》则直接说"静者寿，躁者夭"。

于是我们就可以得出结论：**心要静，身要动。静能生慧，动能生阳。动静相结合，健康属于我！**

心理平衡的调节方法

怎样调摄心理和情绪？怎样静心？方法是多种多样的，下面就举一些调心的例子。

宣泄法

人在压力大的时候、郁闷的时候发泄一下，是缓解压力、宣泄郁闷的一种途径。宣泄是需要的，宣泄的方法也是多种多样的。

喊山：清晨到公园或者城郊的山上，常常听到有人在高声喊叫，他们在干什么？在宣泄。我曾问过一个女士，那是在香山公园。我说："你喊完了，有什么感觉？"她说："胸中畅快了，不闷了。"可是她又说，刚才有个人过来威胁她，"你再在这里喊，我掐死你"，这个女士问我他是不是坏人，要不要报警。我说这个人不一定是坏人，可能他比你更烦，想来公园静静心，你喊他就更烦，所以才说这种狠话。

既然有人烦别人用喊山的方法来宣泄，那我们就换另外一种宣泄的方法——**唱歌**。不过，如果一个人在山坡上独唱，唱的是悲壮或者委婉哀伤的旋律，有可能会遭到围观。而且一个人唱也容易受到其他正在烦恼的人的干涉。合唱最好，经常见到各大公园一大群人合唱，有的有乐队现场伴奏，有的用音响播放伴奏音乐，唱红歌。这样既达到了宣泄效果，又没有人能够干涉自己的宣泄。希望静心的人，只要远离合唱队，一边去静心就好了。

跳舞：最好是跳民族舞，在公园和小区的广场上，很多志同道合的朋友，在动听的音乐伴奏下，跳出好心情，跳出健康，很能起到心静身动的作用。男士打太极拳也很好。

另类的宣泄法：比如吵架、大哭一场，也是一种宣泄的方法。人在郁闷的时候，体内会产生一种有毒的蛋白，而且这种毒性蛋白是从泪水中外排的，所以因郁闷而哭泣本身就是自调机能本能调节的一种反应。而切洋葱刺激流出的泪水，并不含有这种蛋白。但一定要选好宣泄对象，不要吓着别人。当然，用哭的方法来宣泄郁闷，也还是要有节制的，不能悲伤过度，否则会引发新的问题，像我们前面提到的"悲伤肺"，就是由悲伤过度引起的。

棒打假人或暴打拳击袋，也是一种宣泄方法。

心理转换法

在某一方面遇到挫折，千万不要把自己陷在这个坑里爬不出来。可以把注意力转移到另一个方面。这属于心理转换的范畴。

在一次多学科的会议上，我遇到一位德高望重、事业非常成功的老先生，在他所在的学科领域，他是一位大名鼎鼎的领军人物。我好奇地问他："您事业的成功，是由于个人的天资聪慧，还是社会给您的机遇？"

他说："都不是，其实我很笨。我能走到今天，要感谢一个人。在上大学的时候，我喜欢一个漂亮的女孩，用今天的话说，她是我校的校花，不过那个年代人们不用'校花'这个词。我费了很长时间给她写了一封表达爱慕的信，抄了好几遍，没有一个错字，才算满意。当我找了一个机会把这封信当面郑重地递给她的时候，她草草一看，把信甩给了我，跟着一句：'哼！癞蛤蟆想吃天鹅肉！'说完，扬长而去。这使我的自尊心受到了极大的打击和伤害，当时羞愧得简直无地自容。我不知道是怎样走回宿舍的，三天三夜几乎没有睡觉，没有吃饭，只是喝一点点水，我感觉我已经完全崩溃了，生命就要终结了。突然想到，难道我来到这个世界上，就是为她走这么一遭吗？她这样无情地拒绝了我，我就要终结自己的生命吗？这也太不值得了吧！于是我决心再也不交女友，一定要在事业上做出个样子来，到底看看我这只'癞蛤蟆'能不能飞起来。从此以后，我就在自己的专业领域，踏踏实实，一步一个脚印，一直走到了今天。"

"您现在对那个女孩是什么看法呢？"我好奇地追问。

他说："我十分感谢她，感谢她从另外一个角度激励了我。我曾经幻想，如果她接受了我的追求，我们成家了，我会很好地照顾她，她要刷牙，我把刷牙水兑得不凉不热，把牙膏挤在牙刷上，放到她眼前。她要洗脚，我把洗脚水打好，放到她脚下，帮她脱鞋脱袜子，帮她洗脚。她要睡觉，我把床铺好……这样我这一辈子也就是做一个围着她转的模范丈夫，根本就不可能有那么多时间专心在业务上下功夫。所以我的所谓成功，应当感谢她对我的刺激或者说激励。"

这就是转移法，属于心理转换的范畴。**当你在某一个问题或者某一件事情上遇到了困难或挫折，千万不要陷在这个坑里爬不出来，赶快换一个方向爬出来，把自己的精力转移到另一个方向，继续前进。只有傻瓜才在一棵树上吊死，只有傻瓜才钻进牛角尖里把自己憋死。**

改变观念，也属于心理转换的范畴，在很多时候，换一个角度看问题，往往就会柳暗花明，峰回路转。

佛经故事中，有一位老婆婆，大女儿是卖鞋的，小女儿是卖伞的。这位老婆婆每天总是哭，晴天担忧小女儿的伞卖不出去，为小女儿哭；雨天担忧大女儿的鞋卖不出去，为大女儿哭。晴天也哭，雨天也哭，导致许多慢性病缠身。这就不是适当的宣泄，而是悲伤过度了。有人告诉她："婆婆，晴天的时候，你大女儿的鞋店生意兴隆，你应当为她笑。雨天的时候，你小女儿的伞店生意兴隆，你应当为她笑。"这位婆婆一想，对呀，从此每天都在笑，活得很开心，不久许多慢性病都好了。

一个长期失眠的病人来求诊。这个病人住在北京大杂院里，邻居家盖房，从地里挖出块大石头放到她家的门旁边，她从家里推自行车出来，要把车搬一下才能拐过弯来。她觉得是邻居故意欺负她，心里就像堵着块大石头一样，气得睡不着觉，吃安眠药也睡不着。我没有急着给她开药，而是到她家里看了看。那块石头并不是一块普通的石头，原来是放在院子里作风景点缀用的。我找来几个小伙子，把石头竖起来，转了个方向，垫稳了。我让那个病人在石头旁边种些花草，等花草都长好了，再来找我。过了些日子，那个病人还真来了，她说石头旁边的花草都种好了，周围简直是个小风景区。她现在推自行车出门时，生怕碰着这些花草，也要把车提起来拐个弯。但她心里很高兴，不吃安眠药也睡得着了。

我告诉她：**"石头还是这个石头，你原来总是想着邻居欺负你，所以心里压着块大石头；现在这块石头成了风景，你心里高兴，压力、郁闷都没有了，这失眠不用治，自然就好了。"**

这就是换个角度看问题，变了观念，就柳暗花明、峰回路转了。看问题不能总是钻牛角尖，不能总往负面去想，否则越想就越难受。

心理疏导法（心理咨询法）

遇到心理的困惑不能解脱，可以向心理师咨询，也许通过心理师的解说引导，你能豁然开朗，走出心理的困境和误区。

以情胜情法

《黄帝内经》有"恐胜喜，喜胜悲，悲胜怒，怒胜思，思胜恐"的说法，这个方法是根据五行相克和五脏与情感相关的理论来分析的。

我前面曾经讲过，那个单相思的女孩，她总是思念某歌星，所思不得，于是抑制了她的消化系统功能，茶饭不思、睡眠失调，逐渐消瘦，全身无力。当她知道这个歌星已结婚的时候，她由爱到恨，为什么恨？我这么爱你，你不娶我却娶了别人，所以就恨。由恨到怒，然后就不再思念他了。这就是"怒胜思"。

为什么？**因为"怒为肝之志"，在五行中属木；"思是脾之志"，在五行中属土。木克土，所以"怒胜思"。**这里涉及五行的生克。五行是什么？在《黄帝内经》里的五行，讲的是自然规律，后面会专门讲到。

《儒林外史》中"范进中举"的故事大家都知道。范进从20多岁开始参加国家官吏选拔，相当于今天选拔公务员的考试，却屡考不中。他的岳父是一个屠夫，就是杀猪匠，身高马大，凶神恶煞，每次见了范进都骂："我瞎了眼，把闺女嫁给你这样一个窝囊废！"所以范进平时很惧怕见到他的岳父，范进一直到将近50岁才考中。当黄榜发到他家的那一天，范进暴喜伤心，心神失守，躁狂疯癫，满街乱跑，一边跑一边喊："我中了，我中了！"村里有个明白事理的人，要范进的岳父去吓唬他一下。当这位岳父前去打了他一个嘴巴之后，范进顿时神志就清醒了，这叫"恐胜喜"。**恐为肾之志，在五行中属水；喜是心之志，在五行中属火。水克火，所以恐能胜喜。**

在西瓜成熟的季节，瓜农都会在地头搭一个窝棚，24 小时值守，一是为了方便路过地头的人随时买瓜，二是为了减少丢西瓜的损失。一个瓜农，偏偏在这个时候得了重病，不能到地里守夜，他的儿子刚刚 13 岁，自告奋勇代父亲守夜看瓜。这个孩子虽然个子很高，但毕竟只有 13 岁，单独在野外守夜，心中还是有些胆怯。半夜时分，他听到地头传来一种有节奏的声音，从瓜棚往外一看，在朦胧的月光下，一个头戴白色高帽，吐着长长红舌的无常鬼，一跳一跳地朝着窝棚跳了过来，他着实吓了一跳。正在惊慌失措的时候，突然想起，老人们说鬼走路的时候和人不一样，是跳着走的，而且是没有声音的，这个"鬼"虽然也是跳着走，但声音很大，肯定不是鬼，而是人，是人就不害怕了，肯定是有人在装神弄鬼，那就反过来吓唬吓唬他。

于是这个男孩拿起长长的切西瓜刀，冲出瓜棚，大喊一声："我砍死你这个鬼！"举刀便砍，吓得那个"鬼"马上喊："别别别！是我，我来陪你守夜。"原来是比他大几岁的邻居大哥，想试试这个男孩的胆量，就用白纸糊了一顶高帽子，嘴上粘一条长长的红纸条，装鬼去吓唬这个男孩。不料原形毕露，他就陪着这个小弟弟看了几夜的瓜田。

这叫"思胜恐"，通过理智的思考，战胜了盲目的恐惧。

从中医的角度来说，思为脾之志，在五行中属土；恐是肾之志，在五行中属水。土克水，所以思能胜恐。

但是，这种以情胜情的方法，医生在很多情况下是不能够实施的，只是历史上有很多这样的故事。以情胜情法，虽然古人是使用五行相克的关系来解释的，但实际上也是一种心理转换的方法。

除了上面所说的心理平衡调节的方法外，养心一定还要修德、修心。

释怀了，自调机能就解放了

《素问·上古天真论》里说："恬淡虚无，真气从之；精神内守，病安从来？"我们前面已经解释过。还接着说："无思想之患，以恬愉为务，以自得为功，形体不敝，精神不散。"意思是说没有思想中的各种忧患，时时保持着恬淡愉快的心情，时时保持一种满足的、平衡的、自得其乐的心态，只有这样，才能真气从之、形体不敝、精神不散，人体的自调机能才能自动发挥作用。形体和精神都不会出现异常，病怎么还会产生呢？

孔子也说过，"大德……必得其寿""仁者寿"。

孙思邈说过，"性既自善，内外百病皆不悉生，祸乱灾害亦无由作，此养生之大经也"。

要读书学习，提高精神境界和思想觉悟，站得高，才能看得远，胸怀才能宽阔，才能做到"大肚能容，容天下难容之事；慈颜常笑，笑天下可笑之人"，才能放下许多纠结。**纠结放下了，释怀了，我们的自我调节机能也就解放了，也就可以自动地把我们的健康调节到最佳的状态。**

除了上面心理上的调节，有没有一些可以操作的养心技术呢？当然有。

自然放松入静法

我有位朋友，极少得病，偶有感冒发热，他只要把自己扔在床上或沙发上，静上半个小时，全身冒汗，病就好了，发热就退了。我说你这是怎么回事啊？他说他从小就是这样休息的，放学回来、上班回来觉得累，就把自己扔在床上或沙发上，脑子什么也不想，很快就感觉不到自己身体的存在了，但是那个疲劳的感觉还隐隐约约有。我问他这个时候睡着了吗，他说没睡着，周围的声音听得见，但是听而不闻，眼睛有时半睁半闭，但对周围的事情视而不见，就是这样休息的。这个朋友认为，这种状态只要能保持二三十分钟，就能完全恢复一天的身心疲劳。

于是我把他这个方法总结为 16 个字：**"物我两忘，意气俱静，无无亦无，一灵独觉。"**我是谁，谁是我，我在哪里，哪里有我，都不晓得，都不去想，这就叫"物我两忘"；意念和呼吸都是宁静的，这叫"意气俱静"；即使是"什么也不要想"这个意念也不要有，这就是"无无亦无"；但不要睡着，而是处于觉醒状态，这叫"一灵独觉"。

后来，我用一台多导生理测试仪，测试这位朋友在"物我两忘"状态下的生理活动情况，发现他在这种状态下，大脑皮质的活动处于宁静的状态，而脑干网状结构上行激活系统却异常活跃，说明他没有睡觉，而处于完全觉醒的状态。我认为这个状态，就是自调机能得到彻底解放、功能发挥到最好的时候。睡觉有没有这个作用呢？睡觉的时候，大脑皮质、脑干网状结构上行激活系统都抑制了，所以睡觉是恢复体力和恢复脑力的好方法，但不是彻底解放自调机能的好方法，只有进入"物我两忘，意气俱静，无无亦无，一灵独觉"的状态，才是通过自调机能调节健康、恢复健康的最好方法。这就是我说到的，**人的自我调节机能可以让身体自己给自己治病。**

这种休息方法，我把它叫作**自然放松入静法**，和儒家讲的坐忘、道家讲的入静、佛家讲的禅定，都应当是一回事。进入这种状态，那种恍兮惚兮、惚兮恍兮、恬淡愉悦、遍身舒泰的感觉，使人流连忘返。如果在这个状态下睡着了，那也没有关系，在这种状态下的睡眠，感到睡的时间长，睡眠深度深，睡醒以后，感到身心格外轻松愉快。

大家在读到这本书的当晚，就可以去试一试，看看能不能做到物我两忘，意气俱静，连"什么也不要想"这个意念也不要有，但是并没有睡着。这样就可以使人体的自调机能发挥到淋漓尽致的地步。如果能做到，那就一定是有造化的。

我把这个方法告诉了我的一个学生，不久学生回来找我："老师，你说的方法我做不到，平常我在安静的时候，想的事情并不多，你越说什么不要想，我反而想得更多了，甚至连觉也睡不着了。"我说："'心猿意马'这个词你听说过吗？你的心思像树上的猴子，上蹿下跳，不得安宁，你的意念像草原上的野马，任意奔驰，易放难收。""老师这可怎么办？""我给你找个'拴猴桩''拴马桩'吧，先把你的意念固定在一个地方，这就叫**意守法**。也叫'以一念代万念法'，就是想一点，而使其他思绪宁静下来。"

"意守法，守什么地方？"

"**你可以意守丹田。丹田在脐下3寸的小肚子处。同时配合顺腹式呼吸，也就是吸气的时候小肚子轻轻地鼓起来，呼气的时候小肚子自然放松瘪下来。**一个星期后回来告诉我你的感觉。"

学生当场试了一下："我这地方什么都没有。我是想肚皮，还是想肚皮下的脂肪，是想脂肪下的肌肉，还是想肚子里的小肠？"

我说："不要想那么具体，和腹式呼吸配合起来，每天守2次，每次守半个小时。"

一个星期后他回来了："老师，我练了两三天，小肚子就有了热的感觉，于是我就守着这个热的感觉。"

我说："好了，现在你就守这个热感。这个热感是怎么回事呢？是你意念关注的地方，毛细血管扩张了，血液循环加强了，代谢旺盛了，产热增多了，这个热感是真实的，继续守，这就是你的'拴马桩'。"

又过一个星期，他回来了，说："老师啊，这几天我小便黄，有味，小肚子发烫，是不是上火了？"

我说："到这个程度上，你就不要死守了，找不到'拴马桩'的时候，你要死守，有了热感，就是找到'拴马桩'了，就要守而不守，不守而守，似守非守，意绵绵，若存若亡，若有若无。如果守得太死，就像马拴在这儿，把缰绳绷得太紧，就造成了新的紧张因素，就不能入静了。就这样练下去吧，对你的健康会有好处，以后就不要因为这个问题再找我了。"

没想到又过了一个星期，学生又来找我："老师，不好了！我女朋友月经提前来了，而且量特别多。"我说："你教你的女朋友练这个功了？"他说："是！""谁让你教的？你不知道这个方法传男不传女吗？""难道还保守吗？""不是保守，是因为并不是所有的女孩子都可以守丹田的。守丹田，局部毛细血管扩张，血液循环加强，对有的女人，就可能导致月经提前，或月经量多，你不能随便教她。""那她也想学学静心的方法怎么办？"

"可以守身外之物。比如意守一朵玫瑰花，也可以默念字句，比如默念'松静'两个字，念着念着，就进入了放松、宁静的状态，这也是找'拴马桩'的方法，也叫'以一念代万念'，大脑皮质宁静下来了，我们的自调机能就发挥出来了。"

吞津法

还有一种很好的静心方法，来自道家，就是吞津法。

准备动作：全身放松，面带笑容，两唇轻闭，准备练功。

为什么要求面带笑容？因为当我们有意识地做这个表情的时候，心里自然也就高兴起来了，这就已经达到了养生的效果，因为愉快的心情对健康很有好处，所以常说"笑一笑，少一少"。不过，如果周围有很多人，你在心里面轻松愉快就可以了，不要莫名其妙地笑出声来，以免引起别人的误会，以为这个人精神出什么问题了。

接下来要做 3 个动作：一是叩齿，上下牙齿轻轻叩击 36 次。注意，一定要轻，不要叩到牙齿痛、腮帮子肌肉痛。二是搅海，舌头在口腔中轻轻搅动，顺时针 9 次，逆时针 9 次，再顺时针 9 次，逆时针 9 次。通过叩齿和搅海，唾液分泌就逐渐增多了，继续含漱至唾液满口。三是吞津，等唾液满口的时候，把唾液分几小口咽下，咽咽有声，并用意念引导润润暖暖的感觉至丹田，也就是小腹部，意守丹田 3 分钟。当然，一口咽下也是可以的，不发出咽咽的声音也是可以的，顺其自然就好。吞津法在走路、站立和坐着的时候都可以做，就是不要躺着做，因为躺着不利于唾液的吞咽。每天不拘次数，只要有时间就练习。以后养成习惯，随时随地都可以练。

练这个有什么作用呢？

道家称唾液为金浆、玉醴、神池水、上池水、华池水。**经常练习这个方法，有灌溉脏腑、濡润四肢、使面色红润、轻身不老的功效。**

为什么会有习惯性便秘？是因为肠道蠕动慢，肠液分泌少，你用这个方法可以"灌溉"整个消化道，当然并不是说，这一点点唾液就能够直接灌溉整个消化道，而是当唾液分泌增多的时候，就会激发整个消化道的各种消化液，诸如胆汁、胰液、胃液、肠液等分泌增多，还可以促进整个消化道的蠕动，消化液分泌多了，营养吸收就好了，胃肠蠕动活跃了，也就不会便秘了。消化吸收功能好了，气血的化生就充足了，面色也就红润了，皮肤也就不干燥了，整个身体也就轻盈健康了，所以吞津法是一个很好的养生保健方法。

从调心的角度来看这个方法，我是这样认识的：一个人在焦虑紧张的状态下，唾液分泌减少，嘴巴总是干干的。如何缓解紧张焦虑情绪？在很多时候，我们自己是束手无策的。可是**当我们练好吞津的方法后，**

我们的唾液分泌多了，我们就会自然感到心不烦了、不焦虑了、不紧张了、淡定泰然了。这显然对整个心身健康有极大的好处。也就是说，吞津法是另外一种调心、静心的方法。

静坐养生法

静坐养生法是养心的极其重要的方法，是世界传统养生方法中的宝贵遗产，静坐养生法已经风靡全球。

郭沫若先生 1914 年在日本留学的时候，得了严重的神经衰弱，彻夜难眠，没精打采，头晕心悸，记忆力减退，百药无效。1915 年，他在旧书店中买到了一本《王阳明全集》，在这本书里有"静坐"一章，于是他就每天照书练习静坐。2 周后，奇迹出现了：他不仅能整夜酣睡，而且头晕心悸都消失了，记忆力恢复了正常。于是，年轻的郭沫若就对静坐做了一番考证和研究。

郭沫若在《静坐的功夫》这篇文章中指出：静坐这项功夫，在宋明时代，儒家是很注重的，论者多以为是从禅宗而来，但他觉得，当溯源于孔子的弟子颜回，因为《庄子》上就有"颜回坐忘"之说。印度的静坐功瑜伽，也是闭目端坐，全身放松，控制呼吸，达到入静的状态，和中国的坐忘异曲同工。儒家认为静能生慧，把静坐定为理学的必修课，要求弟子们半日读书、半日静坐。

看看道家和佛家修行的主要方法之一，也都是静坐。20 世纪，美籍印度人玛哈里希，把瑜伽和物理学统一场理论相结合，创编了超觉静坐法，**他说，学会进入超觉意识状态，内心会变得平静，思想会变得富有成效，并能对环境发出轻快与协调的波。**

静坐养生的实用性，受到现代科学研究的证实，据说希拉里、克林顿等名人也练习静坐。美国《时代杂志》曾经载文说，2 000万美国成年人经常打坐，打坐已经成为美国主流社会的风尚。甚至美国很多医疗中心的医生遇到药物无效的病例时，也教病人打坐冥想，用来减轻症状。静坐正在成为美国的主流疗法。

静坐养生到底有什么作用呢？我们从中西医临床以及实验研究三个方面的结果来看看。

中医临床实践证明：静坐可使人体阴阳平衡，经络疏通，气血流畅，脏腑和调，心情宁静，智慧开悟，从而起到消除亚健康、防治疾病、益寿延年的作用。

西医临床实践证明：静坐对防治神经官能症、头痛、失眠、高血压、冠心病及排除心理障碍等，都有良好的作用，还有增强消化功能、提高耐寒能力和润泽肌肤的功效。

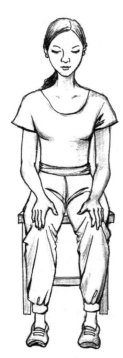

平坐式

实验研究发现：人体在超觉静坐的时候，全身肌肉放松，心率呼吸及大脑电波缓慢而且高度有序，全身耗氧量减少，基础代谢率降低，免疫功能增强，全身小血管舒张，血液中的肾上腺素、甲状腺素和其他紧张激素下降，大脑皮质处于保护性抑制状态，皮质功能同步化增强，神经功能协调统一，可以增强专注力、抑制焦虑、改善睡眠、防治抑郁，对消除亚健康、防治疾病、延缓衰老等都有重要意义。

静坐的姿势是什么？其中有哪些要领呢？

平坐式：端坐椅子上，后背离开椅子靠背，大腿平放，小腿垂直，两脚分开与肩同宽，平踏地面，松腰解带，头正直，下巴微收，背伸直，两肩下垂，全身放松。闭目闭口，舌抵上腭。手的姿势，可以掌心向下或向上，平放在两个膝盖上，也可以两手重叠放于大腿根部，左手下，右手上，两拇指相对，掌心向上。

在静坐的时候，要求排除杂念，尽可能做到**"物我两忘，意气俱静，无无亦无，一灵独觉"**。如果意念达不到这种境界，就意守丹田，进行顺腹式呼吸，也就是吸气的时候小肚子轻轻地鼓起来，呼气的时候小肚子轻轻地瘪进去，靠腹肌的运动来呼吸，尽可能肋间肌保持不动。渐渐进入一种似有似无、似睡非睡的忘我虚无状态。

早晚各练习 1 次，每次练习 30 分钟。

在静坐结束的时候，做一点肢体的整理放松活动，方法是先把两手搓热，用热热的手掌搓揉按摩面颊、双眼、双耳，继而用五指梳理和按摩头部，再用双手拍打项、肩、臂、胸腹、下肢，尽可能拍遍全身。在过去，人们把这项整理放松活动叫作收功。

我们这里所说的意念、练功时间和收功方法适用于以下所有的静坐形式。

盘坐式：是养生家最为常用的打坐法。坐在床上、地毯上或者专门练习静坐的蒲团上，其中有散盘、单盘、双盘的不同。

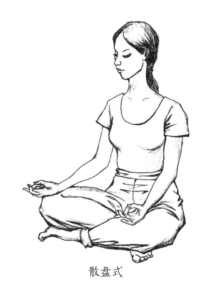

散盘式

●**散盘式**：两小腿交叉盘坐，注意手心、脚心和顶门心（也就是百会穴处）都朝天，这就是所谓的"五心朝天"。上半身的姿势要领、意念、呼吸、收功，都和平坐式相同。

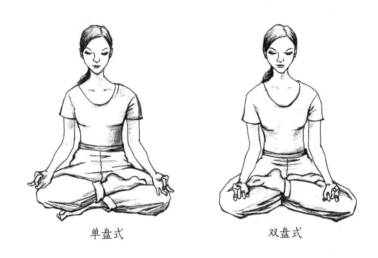

单盘式　　　　　　　　　双盘式

●**单盘式**：这是两小腿一上一下重叠盘坐，五心朝天。上半身的姿势要领、意念、呼吸、收功，都和平坐式相同。

●**双盘式**：这是最标准的盘坐方式，也最难做到，要求两小腿交叉重叠盘坐。上半身姿势的要领、意念、呼吸、收功都和平坐式相同。

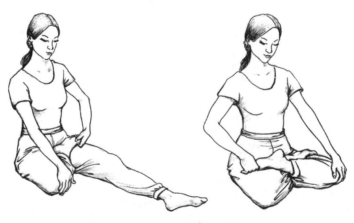

双盘式的操作过程

　　有人解释，盘腿打坐，双腿叠加，双手放膝上，五心朝天，人体形成一个金字塔形，能收集到宇宙无所不在的能量，并把这种理论称之为"金字塔效应"。

　　根据我这里简单介绍的静坐养生法来学习静坐养生，显然是不够的，因此，我在这里给大家介绍两本关于静坐养生的参考书。一本是蒋维乔先生的《因是子静坐法》，曾多次再版，是一部学习静坐养生的入门书。另一本是国学大师南怀瑾先生的《静坐修道与长生不老》，它是一本权威的、详尽的静坐养生专著，有多种中英文版本。

　　以上这些主动练习入静的方法或者说技术，有三个特点：**一是放松，二是愉悦，三是专注。不管你用什么方法，只要进入这三种状态，就是养心，就是养生，就是对自调机能的解放。**

　　以上给大家介绍的方法，都需要持之以恒，长久训练，才可以达到消除亚健康、预防疾病和抗衰老的效果。可是我们学习这些方法毕竟受时间的限制，而平时大量的时间是处在工作和生活中。因此，我建议大家日常工作要达到"三种状态"，经常做到"四种快乐"。具体且看下文。

日常生活工作要达到"三种状态"

　　日常生活工作要达到哪"三种状态"呢?

　　它们就是放松状态、专注状态、愉悦状态。

　　只要有这"三种状态"，即使工作了一整天，也不会感觉到疲劳，因为这个状态近似于练功的身心状态。在我看来，这样工作一天，就等于练了一天的功。

书法家、画家、指挥家等，长寿的很多，他们虽然没有专门练什么功，但他们沉浸在所从事的事业中，整天处于专注、轻松、愉悦的状态，心无杂念，就能使他们的自调机能得到解放，从而得以长寿。

经常做到"四个快乐"

"四个快乐"是我们健康的得力助手，它们是**助人为乐、知足常乐、自得其乐、没乐找乐**。

为什么这样说呢?

"喜则气缓"，经常保持愉悦的心情，利于身心放松，利于解放自调机能。这就是前面引用过的《素问·上古天真论》里所说的"无思想之患，以恬愉为务，以自得为功"，时刻要找到一种美得不得了的内心感受。其实，快乐和不快乐，就看你自己怎么看，怎么想。

一个初冬的下午，我和几个学生从教学楼走向图书馆。一阵寒风过后，几片枯黄的残叶从光秃秃的树枝上飘落下来，一个女学生说："老师，我一看到秋冬光秃秃的残枝败叶，心中总会有一种莫名的悲凉、哀伤和惆怅。"

我说："前天下午，我到机场接一位台湾地区来的女孩，她比你大一两岁。他的父亲是我的老朋友，打电话给我说，他的女儿大学毕业了，现在在家等待就业，趁这个空当想去北京玩，孩子第一次去北京，他有点不放心，就打电话给我，希望我到机场接一下，帮助安排旅馆住宿，最好能找学生陪她观光旅游。我接到这个女孩从机场出来，车开上了进城的高速路，西下的太阳把金黄色的光线洒落在机场路两侧的林木上。这个女孩突然忘情地大叫：'哎呀！我从来没有看到过没有叶子的树，太漂亮了！太漂亮了！'赶快拿出摄像机，打开车窗，拍了一路没有叶子的树。"

我对旁边这个女学生说："你和这位台湾女孩，面对的同样是没有叶子的树。你是触景伤情，产生了悲凉、哀伤和惆怅；她是见景生情，产生了喜出望外的快乐、愉悦和激动。你想想这是怎么回事？"

快乐和不快乐，完全看你自己的心态。你觉得快乐就快乐，你觉得不快乐就不快乐，这就是境由心造，乐由心生。

以上介绍的方法，都是养心的方法，我们做到了这些，就可以减少不良情绪和情感对我们自调机能的抑制和干扰，我们的自调机能就可以发挥更好的作用，身体的健康就得到了最大的保障。但是不是这样，我们就可以高枕无忧了呢？不是的，**养生的第二大要领是，顺应自然规律和生命规律，降低自调机能的损耗，保护自调机能。**

自然规律和生命规律是什么？为什么违逆规律就会耗损自调机能？这种养生方法是谁提出来的？我们采取什么样的生活方式，才算是顺应自然规律和生命规律？由此又派生出什么样的养生方法呢？请看下一章。

第五章

天人相应，
保养有道

本章精彩看点

为什么说最好的医生就是我们体内的自调机能？

外感病有个著名的"7日节律"，7日节律指什么？在日常养生中有什么用？

感冒后休息非常重要，为什么说这是保护阳气、促进疾病自愈的重要手段？

"世界时间医学之父"发现了节律的什么秘密？

"天人相应"指什么？为什么古人说天地自然是人和万物的父母？

我们可以从时间节律中找到哪些养生方法？

真正的医生就是我们体内的自调机能

任何人都得过伤风感冒，我也不例外。

2009 年的 11 月，我在外地，连续讲了好几天课，周六结课的当晚，坐飞机回北京，在飞机上就感到特别不舒服，头晕头痛、恶心、疲劳、全身发冷，下了飞机不断地打喷嚏、鼻流清涕、流眼泪，周身酸痛，夜里回到家体温就上升到 38 ℃，我知道，这是连日的劳累让我抵抗力下降，又受了风寒，感冒了。家里的人说，吃点药吧，我说不想吃药。那就刮刮痧、拔拔罐吧，我说刮痧拔罐都是泻法，我很疲劳，正气不足，经不起泻，还是早点睡觉好好休息吧。

先用热水泡脚，平时泡 20 分钟左右，就会周身潮潮地出汗，这次泡了 40 分钟，一点汗都没有出。躺在床上翻来覆去，睡不着。于是我用自然放松入静法，让自己做到"物我两忘，意气俱静，无无亦无，一灵独觉"，把身体和康复放心地交给了我的自我调节机能。

我知道，而且也和大家说过，**真正的医生就是我们体内的自调机能，真正的灵丹妙药就在我们体内，就看你能不能很好地发挥它们的作用。**

不知道过了多长时间，我感到周身的毛细血管随着呼吸的节奏，一开一阖，就像周身包围着一个热气团在开阖一样，全身酸痛不舒服的感觉也缓解了很多，再后来不知不觉，也不知道是什么时候，就睡着了。

醒来已经是第二天上午 10 点多钟，体温降到 37 ℃以下，头痛减轻。但鼻塞清涕、身上酸痛、乏力这些症状，只要起床离开被窝，就依旧存在。过了中午，体温正常了，随后的 2 天，仍然用大部分时间卧床休息，并注意饮食清淡，只吃稀粥、面条、蔬菜，而且也只吃六七分饱，不吃鸡、鸭、鱼、肉、虾、蟹等一切荤腥，适当增加喝水。

到了星期五的上午，所有的症状消失了，从上周六开始有感冒的症状算起来，正好是 7 天，这就是普通感冒的自然病程，自然病程结束了，也就自己好了。我把它叫作**"外感病的 7 日节律"**。

从外感病的 7 日节律悟到的养生方法

关于**"外感病的 7 日节律"**，早在 1 800 多年前张仲景所写的《伤寒杂病论》中就提出来了，但是这本书在流传的过程中，被分成了《伤寒论》和《金匮要略》两本书，直到今天都被中医界称作经典著作。要想成为临床看病水平好的中医大夫，除了好好学习《黄帝内经》之外，这两本书也是必须读好的。

在《伤寒论》中，张仲景说了这样一句话："太阳病，头痛至七日以上自愈者，以行其经尽故也。"这里的"太阳病"，简单来说，就类似于一个病毒性感冒。头痛、发热、怕冷、没有汗、身体疼痛，甚至有点轻度的咳嗽或者喘，如果你没有用药物去治疗，也没有发生合并症和并发症，到第七天的时候它自己好了，这就是这个病的自然病程结束了。如果七八天没有痊愈，就要等第二个 7 天，甚至第三个 7 天。这个病到要好的那一天，是什么时辰好呢？张仲景说："太阳病，欲解时，从巳至未上。"就是从上午 9 点到下午 3 点，也就是中午前后这段时间，自然界阳气最盛，这正是汗出热退最有利的时机。这又涉及昼夜节律的问题。

是不是所有的人得感冒，都可以不找医生治疗，7 天都可以好呢？

除了感冒之外其他疾病的病理变化或者生理现象有没有 7 日节律呢？

除了 7 日节律和昼夜节律之外，人体的生理功能和病理变化还有没有其他的时间节律呢？这些时间节律形成的机理是什么呢？我们从中又能领悟到什么样的养生方法和教训呢？

感冒 7 天好不了的人，实在是大有人在。

一个看上去身体健壮的小伙子，到门诊找我看病，他说感冒快 2 个月了都没有好。他说 50 多天前得了感冒，发冷发热、头痛、全身酸痛。他想：感冒发热，医生不就是用药物发汗来退热吗？跑跑步，跑出一身汗来不就退烧了吗？于是他到马路上跑了几千米，确实出汗了，但不仅发热没有退，反而精疲力竭、重度乏力、全身酸软、咳嗽气喘。后来他吃了不少中西药物，发热是退了，但是遗留下咳嗽气喘、打喷嚏、流清涕、头痛的症状，到现在都没有好。这是怎么回事呢？这是因为他在感冒期间，不仅没有注意休息，反而采用剧烈运动的方式，耗损了人体的正气，耗损了人体的自调机能和康复机能，从而引发了气管炎、过敏性鼻炎等并发症。

可见**感冒以后的休息十分重要，这是保护正气、促进疾病自愈的重要手段。**

脑力消耗过度，不利于疾病的自愈

那么脑力的过度消耗会不会影响疾病的自愈呢？

很多年前，学校将要放寒假的时候，学生们都在忙着准备期末考试。学校医务室的一个老大夫在校园里遇到我，看见我就说："你上课是怎么讲的嘛！你告诉学生说，感冒如果不治疗，7 天就可以好，结果一个女学生感冒发热不治疗，拖了 7 天，发热没有退，拖成了化脓性扁桃腺炎，现在还在医务室输液呢。"

这个大夫比我年长，又和我住在同一栋楼里，平时很熟，所以见面说话很直率。我说感冒 7 天可以好，是《伤寒论》里说的。但我在课堂上讲得很清楚，这是有条件的，需要病人好好休息静养，还要饮食清淡，只要不发生合并症和并发症，7 天就可以自愈，这是外感病的自然病程。

我还说，虽然感冒的自然病程是 7 天，医生的责任并不是等待观望，而是要准确辨证，积极治疗、及时用药，就可以截断病程，使病在短时期内完全康复，治疗是有重要意义的。病人自己也要主动找医生治疗，使疾病早日痊愈。

现在正是期末考试，学生们有多门功课要考，心理压力大，还没有充分休息的时间，脑力劳动强度大，正气消耗大，这个学生又不用药物治疗，这就容易导致并发症的发生，她是继发了细菌感染，得了扁桃腺炎，7 天怎么能自己好呢？

因此，**在得感冒期间，无论是体力活动过度，还是脑力的过度疲劳，都不利于疾病的自愈。**

病中大补，其实是增加正气的负担

饮食不当会不会影响疾病的痊愈呢？

一年冬天，一位年轻妈妈抱着一个 3 岁左右的男孩来看病，孩子感冒发热十几天，中西药物都用过，发热还是不退。当时孩子在诊室放了一个屁，奇臭无比。那是冬天，诊室门窗紧闭，两个实习的女学生忍不住用手掩住了口鼻。我知道这个孩子之所以有这样的反应，不仅有外感，还有食积内停。

于是就问这个妈妈："你这几天都给孩子吃什么啦？"

她很得意地说："人参炖甲鱼、虫草炖母鸡、当归炖羊肉……"

我说："你为什么要给孩子吃这些东西？"

她说："孩子感冒发烧，需要增加营养，增强抵抗力呀！"

我说："孩子得了感冒，正气抗邪于体表，正气就相对不足，消化能力也就相对薄弱，这个时候不仅需要好好休息，还要特别注意饮食清淡，不要过饱。这样做的目的，是为了使正气集中力量趋向于体表来抗邪。你在孩子感冒期间，消化能力薄弱的情况下，给他吃了这么多不好消化的补品，无疑增加了孩子胃肠的负担，增加了正气的负担，正气既需要趋向于体表来抗邪，又需要回向于体内来消化饮食，被外来邪气和内伤饮食两头夹击，首尾难顾，这个病怎么能好？"于是我开了外散风寒、内化食滞的方子，孩子才很快好转。

就一般人来说，**得了感冒，不仅体力和脑力都不能过劳，注意饮食清淡，不要吃饱，也极其重要。**如果再能及时合理地运用中西药物治疗，就可以截断病程，提前痊愈。更何况在医生的眼里，感冒又可以分风寒、风热、外寒内热、湿热等许多不同类型，在医生的指导下合理用药，是早日痊愈、不发生合并症和并发症的关键。

"京城四大名医"之一汪逢春为啥能治好肠伤寒

除了感冒，还有许多疾病的病程具有 7 日节律。但并不是一个 7 天就能自愈的，甚至需要几个 7 天才能好，也许还可能死亡。而这些疾病的初期阶段，很像感冒。

20 世纪三四十年代，北京肠伤寒发病率较高。这是由伤寒杆菌或者副伤寒杆菌引起的一种疾病，发病后典型的病程：第一个星期体温就像爬台阶一样，热度一天比一天高，这叫阶梯热。在这个阶段，也会怕冷、身上酸痛或者沉重，和感冒很类似，常常容易被自己忽略。第一个星期末体温上升到 39 ℃～40 ℃，甚至 40 ℃以上。第二个星期、第三个星期持续处于高热的状态，39 ℃～40 ℃甚至更高，昼夜温差不超过 1 ℃，这叫**稽留热**。

有的病人第三周结束的时候，可能突然出现肠穿孔、肠出血，进一步导致失血性休克而死亡，那个时候肠伤寒的死亡率是很高的。有的病人第三周结束的时候，突然汗出热退，脉静身凉，病好了。在当时治疗这个病的特效药物氯霉素还没有发明，所以病情重，死亡率高，得了这个病的，无论是病人还是家属，都很紧张担心。

当时有一位中医大夫，在北京治疗发热性疾病很有名气，病人来找这个医生看病时，医生摸摸脉，问问病史，看看病情，就告诉病人："你每天吃 1 服药，每天要卧床休息，只许吃煮得稀烂的粥，不许吃任何含纤维素的东西，鸡、鸭、鱼、肉、蛋一律绝对禁食，可配用一点点、剁成碎碎细细的咸菜末。只要按照我这个方法去做，到某某日你就好了。"

当时的人们都很惊异："这是一个容易死人的病，大夫这样胸有成竹地预测某某日病好，太厉害了吧？"家属和病人，就盼着这天的到来。结果到了这一天，或者差一两天，病人纷纷好了。在这个医生的手下，肠伤寒基本没有死亡病例。

我们今天看看当年这位医生留下的病例，所用的药物药味少、剂量轻，疏通气机，芳香化浊，被后来的人称为"平正轻灵，四两拨千斤"，但总觉得这些药物对抗不了伤寒杆菌和副伤寒杆菌。可是他为什么能够预测肠伤寒的病愈时间，又把一个个病人治好了呢？就是因为**他把握了这个病病程的 7 日节律，所用的一切方法，包括用药、严格卧床休息和饮食禁忌，都是保护正气的，保护人体的自我调节机能和抗病能力的，防止发生严重的并发症和合并症的，等到自然病程结束了，疾病就自愈了。**

这位医生是谁？就是在 20 世纪三四十年代被誉为"京城四大名医"

之一的汪逢春先生。

许多可能导致死亡的疾病，如肠伤寒、病毒性脑炎、大叶性肺炎、非典型性肺炎（SARS）、禽流感等的初起阶段，症状很类似普通的感冒，病人自己很难鉴别，即使是医生，如果不用特殊的或者综合的诊断方法，也难区别清楚。所以我这里虽然讲了一般的感冒7日自愈，是在讲7日节律，还是**劝大家感冒了要及时就医，明确诊断，不要耽误病情**。

我那次的感冒，之所以可以不采取药物治疗，通过注意休息和饮食的禁忌，等待感冒的自愈，是因为我是医生，我知道自己得的确实是病毒性感冒，而且是不重的感冒，并不是其他严重的疾病，在观察的过程中，也没有出现过咽痛、咳嗽、高热不退等并发症状。

但不是医生的朋友，我建议你们还是不要自作主张，不要有病不治，等待观望，以免耽误病情，导致不良后果。

人的生理、病理的时间也有节律性

许多动物的生理活动也存在着7日节律的现象。受精的鸡蛋放到暖箱里多少天能孵出小鸡啊？不多不少，是21天，3个7天。信鸽孵蛋的时间，有的书上说是18天，我观察认为，也是21天，因为信鸽每窝孵小鸽，要下两个蛋，下了第一只蛋就开始不离窝地孵，隔一天再下第二只蛋，如果从下第一只蛋开始孵来计算，到第二十一天的时候，两只小鸽同时出壳。其实第二只蛋应当在肚子里就开始发育了。兔子的孕期是28天，4个7天。猫狗的孕期是63天左右，9个7天。老虎孕期是15个7天，105天。人的孕期约是40个7天。

现代还发现：在治疗白血病所采取的骨髓干细胞移植的过程中，新生白细胞出现的时间存在着7日节律的现象；器官移植后剧烈排异反应发生的高峰时间，也存在着 7 日节律的现象。

人在生理时间上也有节律性。我们前面还提到了**昼夜节律**。昼夜节律，人人可见，每个人的呼吸、血压、心律、内分泌活动、胃肠的蠕动、消化机能，都有昼夜节律。我们通常所说的倒时差，就是调整昼夜节律的体现。

很多人都是每天早晨排大便，这就是消化系统的昼夜节律。有些病上午轻、下午重，到了晚上更重，第二天又重复了这个过程，这也是昼夜节律。

病理时间也存在节律性。一个患帕金森综合征的病人，每天晚上 7～9 点发作加重，他说，这段时间就是他的魔鬼时间，每到这时，上肢抖动，全身颤抖，吃饭时筷子都拿不住。

很多患抑郁症的病人，常常是晨重夜轻，早上一醒，心情郁闷，全身酸懒疼痛，重度乏力，思维迟钝，赖床难起。哎呀！我怎么又回到了这"苦难的世界"？为什么没有睡死过去？心理的痛苦和身体的痛苦，真可以说是痛苦难耐，痛不欲生。可是一到傍晚，全身轻松了，心情好了，甚至可以下床做家务，可以看书写东西了，这也是昼夜节律的体现。

《黄帝内经》中关于十二经脉经气循行的时间节律，也是昼夜节律的体现。

"世界时间医学之父"发现了节律的秘密

张仲景所说的昼夜节律和 7 日节律有科学道理吗？

现代医学家对这种病理的时间节律有没有研究呢？当然有。美国有一位叫哈尔贝克的教授，他从年轻的时候就开始致力于对人以及其他动物生理活动时间节律的研究。他的研究方法说来简单，但是需要持之以恒。他让参与实验的研究对象留下尿液，每次的尿、每天的尿、每月的尿、每年的尿都留下标本来，以便测试尿液中激素含量的变化，有没有时间规律。结果发现，一般人尿液中的激素含量变化有昼夜节律，就是24小时一个变化周期，也有7日节律，就是7天一个变化的大周期。凭这项发现，他提出了时间生理学、时间病理学、时间药理学、时间治疗学、时间医学等概念，创办了《世界时间医学》杂志，被誉为"世界时间医学之父"。

1982年，哈尔贝克来中国讲学，就在我们大学，他讲了这样一件事情：当年参加测试的一个小伙子，尿液的标本留了近30年，从他的尿样中检测出了激素分泌的昼夜节律和7日节律。

由于人的起居、饮食、情绪能够干扰人体的内分泌，所以哈尔贝克教授对参加测试的人有个要求：不要熬夜，11点左右要上床睡觉，饮食上不要吃过多的有污染的食物。

参加实验的这个小伙子，严格遵照哈尔贝克教授测试合同的要求，所以他的尿样一直测试了近30年。后来发现他尿样中激素的含量变化，保持了接近30年的7日节律消失了，紊乱了，找不到了，昼夜节律还有。

这是怎么回事呢？教授就把这个小伙子找来。其实这时候哪里还是什么小伙子啊？都50多岁了，是"老伙子"了。

教授问他："你能不能说说，你最近的生活发生了什么变化？为什么你保持了近30年的尿样中激素分泌变化的7日节律，最近消失了？"

这个50多岁的男子，脸一下子红了。他说："教授，真对不起，因为我按照您的要求，每天要按时睡觉。我的前几任女友，都认为我不能很好地陪她们过夜生活，纷纷离我而去。最近，我又交了个新的女朋友，30多岁，她认为我的生理机能低下，我没好意思征求您的意见，就用了一片雄性激素，放在肛门里慢慢释放。正是用上了雄性激素没有多久，这个保持了近30年的尿样中的激素含量变化的7日节律就紊乱了，找不到了。"

教授对他说："这么多年的测试，你很辛苦，但我们已经得出了可靠的结论，实验就到这里结束吧。"

可见**没有规律的生活、随意应用和内分泌相关的药物，对正常生理节律的影响都是十分明显的。这就提示我们，养生一定要遵循自然规律和生命规律。**

哈尔贝克教授讲完后，我问："您认为控制人体内分泌活动的昼夜节律和7日节律的因素是什么？或者说机制是什么？"哈尔贝克说："这个问题我们研究了很长时间。我们发现，不仅人体的内分泌活动存在着昼夜节律和7日节律，而且动物的内分泌活动也存在着昼夜节律和7日节律，昼夜节律和7日节律的现象，是普遍存在于所有动物和人类的内分泌系统中的，于是我们就做了大量的动物实验。"

哈尔贝克教授说："实验中我们发现，动物的各种内分泌腺，比如重要的有松果体、肾上腺皮质等，它们的分泌活动都具有昼夜节律和7日节律，可是我们把松果体和肾上腺皮质或者其他内分泌腺一个个分别摘除以后，动物的其他内分泌腺的活动仍然具有昼夜节律和7日节律。到目前为止，我只能很遗憾地告诉你，我没有在人体内和动物体内找到生物钟所存在的位置，我不知道控制人体和动物体内分泌活动的昼夜节律和7日节律的机制是什么。"

我对哈尔贝克教授说："中国在1 800多年前的《伤寒论》里，提到了疾病的昼夜节律和7日节律。在2 000多年前成书的《黄帝内经》里，提出了人体生理和病理的昼夜节律、月节律、四季节律、年节律，甚至更长的60年的节律。女性的卵巢活动就是月节律，脉象的春弦、夏洪、秋毛、冬石就是四季节律，四季节律的叠加就是年节律。"

哈尔贝克兴奋地说："我做了这么多年的试验，也只是发现了昼夜节律和7日节律，中国医学这么早就提出这么多的时间节律，你们认为控制这些时间节律的机制和因素是什么？"我说很简单，这就是"天人相应"。

那个英语翻译用了几分钟的时间来翻译或者说解释这四个字，教授最终还是摇摇头，表示没有听懂。

天人相应：人和万物都是天地的子女

我这里所说的"天人相应"的观点，来自《黄帝内经》。《灵枢·岁露》说："人与天地相参也，与日月相应也。"《灵枢·邪客》中甚至做了这样的比拟："天有日月，人有两目；地有九州，人有九窍；天有风雨，人有喜怒；天有雷电，人有音声；天有四时，人有四肢；天有五音，人有五脏；天有六律，人有六腑；天有冬夏，人有寒热；地有高山，人有肩膝；地有深谷，人有腋腘；地有十二经水，人有十二经脉。"最后总结成**"此人与天地相应者也"**，这就是人和天地大自然相对应、相顺应、相适应，后来简称**"天人相应"**。

为什么《黄帝内经》会有"天人相应"的观点呢？《素问·宝命全形论》里说："夫人生于地，悬命于天，天地合气，命之曰人，人能应四时者，天地为之父母……人以天地之气生，四时之法成。"意思是说，人是大地上所化生的，但在生命形成的过程中，与日月星辰等天体的运动周期有密切的关系，天地二气相结合，这就形成了人，人类之所以能适应和顺应一年四季寒来暑往的变化，是因为天地是人类的父母。反过来说，人类和万物都是大自然的子女。人是由天地之气所化生的，由春夏秋冬四季的规律所生成的。所以**在《黄帝内经》看来，人和万物都是天地大自然的子女，人和万物与天地大自然就是子女与父母的关系。**

体育教练员在少年儿童中选拔运动员苗子的时候，常常要看档案或者做家访，了解其父母的身体素质、运动技能和心理素质，这样就可以知道这个孩子有没有培养为优秀运动员的潜质。声乐教育家，想了解他的学生有没有培养为优秀歌唱家的潜质，除了看本人的条件，也要了解其父母的嗓音条件和艺术素养。因为一些特殊的才能和遗传有一定的关系。子女的许多特质是来自父母的，看看父母的特质，就可以测知子女的特质。

同样的道理，古人认为天地大自然是人类的父母，所以要了解人的生理功能和病理特点，就要采取"仰观天文，俯察地理，中知人事"的方法，要求医生的知识结构是"上知天文，下知地理，中知人事"。观察自然规律，就可以测知生命规律；观察日月星辰的运动周期，就可以测知生物的生理功能和病理变化的规律——因为人与天地是相应的。

从天人相应的观点出发，就很容易理解，地球上一切生物的生理活动和病理变化之所以有昼夜节律，这和地球自转 1 周有关。而四季节律和年节律，和地球绕太阳 1 周有关。如果地球自转 1 周的时间不是 24 小时，而是 30 小时，毫无疑问，地球上一切生命的昼夜节律，也就变成了 30 小时。如果地球绕太阳的运动周期不是 365 天左右，而是 400 天左右，我们也就不难想象，地球上所有生物的四季节律和年节律都要依照 400 天左右来变化。

可见中医研究生命节律的时候，是在化育生命的环境中找原因，这叫天人相应观念、统一整体观念。现代医学在研究生命节律的时候，注重在生物体内找原因，注重寻找生物钟所在的位置，如果真能找到人体内生物钟所在的位置，这就可能对人工调控人体生物钟的紊乱奠定基础，对治疗失眠、抑郁等疾病会有重大突破。所以我认为这两种研究方法都是需要的。

有人说，你的说法简直是牵强附会，月球对一个人的万有引力微乎其微，还不如你面前放的一本书对你的引力大，而且昼夜节律和地球自转同步，四季节律、年节律和地球绕太阳运动同步。女性的月经没有和月相变化同步的，每个人来月经的时间都不一样。7 日节律也不和月相变化同步，从来没有听说过大家随着月相的变化同时得某种病，又同时好了。甚至还有人调查了数万女性的月经周期，经过数据处理，结论是完全和月相变化无关。我完全同意月节律、7 日节律并非和月相同步变化的说法，但不同步并不等于没有关系。

我认为，**从万有引力的角度来看，月球对个体而言几乎没有影响，但如果从生命诞生和演化的全过程来看待月球对地球上生物体的影响，那就不能忽略了。**月球的绕地球运动，导致了地球上江河湖海的周期性潮汐现象，而这种潮汐现象存在着月节律和 7 日节律。地球上的生命诞生于海洋，而生命体内的水又占了绝大比例，所以这种由月相变化而导致潮汐节律的信息，也必然会"遗传"给地球上所有的生物和人类。于是所有生物的生理活动和病理变化也就被月节律和 7 日节律打上了深深的烙印。不过，这个节律是镶嵌在遗传基因里的，它的开始时间，是从这个事件启动那一时刻开始计算的。比如孵小鸡，是从鸡蛋放到孵卵箱的那一天开始计算；女性月经，是从初潮那一天开始计算的，如果她的月经周期已经稳定的话。所以表面看起来，月节律、7 日节律和月相变化根本不同步，这是事实，但之所以有这样的时间节律，和月球绕地球运动及月相变化对地球上水的影响是分不开的。如果朔望月的周期不是 29 天多一点，而是 40 天，我相信女性的月经周期也会围绕 40 天上下浮动，而 7 日节律也会变成 **10 日节律**。

如果说生物生理和病理活动的昼夜节律、四季节律及年节律与地球的自转和公转有关，是地球的自转和公转为生命打上了时间节律的烙印，那么月节律和 7 日节律形成的机制是什么呢？

我认为，它们应当与月球的绕地球运动及月相的朔望变化周期有关。由于月相有朔（黑月）、上弦（初七或初八）、望（满月）、下弦（二十三或二十四）四个阶段的变化，于是就造成了地面上江河湖海的水每个月有 4 次强天文潮汐现象。一个朔望月就是从黑月到下一次的黑月，或者从满月到下一次的满月，时间是 29.5306 天，把 29 天多分成 4 个阶段，每个阶段就是 7 天多一点，因此，7 日节律有的时候又可以是 8 天。这就意味着在 29 天多一点的月节律中，存在着 4 个阴阳盛衰消长的节律变化，这就导致了地球上的生物体在生理活动和病理变化的过程中，也出现了月节律和 7 日节律。

周代初年的纪日法，就是按月亮盈亏来计算的，把每月分成 4 期，每期为 7 日，有时候因为大小月的关系，也有 8 日为 1 期的。也就是说，月节律和月球绕地球运动 1 周有关，7 日节律就是朔望月月节律的 1/4。

地球的自转和公转，使人体的生理、病理活动出现了昼夜节律、四季节律和年节律；月球的绕地球运动，使人体的生理、病理活动出现了月节律和 7 日节律。所以大自然的时间节律，控制着人体内生理功能和病理变化的时间节律，这就是"天人相应"的实际体现。

现代养生教材对养生的界定是，**养生是人类依据自然规律和生命规律，采取多种手段养护生命、保养健康，以达到健康长寿目的的综合活动。**

时间节律中有哪些养生方法

我们知道了我们生理、病理的时间节律，既是自然规律，又是生命规律，那么我们应当从中找到哪些养生方法呢？

日出而作，日落而息

太阳的东升西落，铸就了大自然和一切生命的昼夜节律，如果你能过着日出而作、日落而息的生活，就是遵循自然规律和生命规律，就能

把自调机能的损耗降低到最低限度。

北京圆明园的湖面上，种着一些王莲，王莲叶片的直径足有两三米，漂浮在水面上，叶子的周边卷起来，很像农村的大圆笸箩，上面坐一个小孩子都不会下沉。夏天，我看到它的花蕾一天天长大，总想看看它开花是什么样子，可是每天去，花都不开。后来，园林师傅告诉我，王莲是傍晚开花、早晨闭合，花开的时候香气四溢，花朵直径有三四十厘米，一朵花能开放三四个晚上。这就是王莲的生命规律，是王莲在千年万年的生长进化过程中，适应和顺应大自然的昼夜交替规律，而造就了自己的花朵夜开昼合的生命规律。当然，不同的花卉开放时间是不同的，有早晨开的，有上午开的，等等。如果现在要违背这个规律，一定要使王莲昼开夜合，就只能把它种到巨大的温室、暖棚里，白天遮光降温，夜间开灯升温，模拟与自然界相颠倒的昼夜，也就是不让王莲得大自然的天时，得大自然的地利。这不仅需要人为地付出能源的巨大损耗，也需要王莲本身十分费力地进行倒时差的调节，这显然要耗损王莲的自调机能。

通过这样一个比喻，我们就可以想到，**如果不是出于工作需要而过着白天睡觉、夜间疯玩、昼夜颠倒的生活，肯定会对我们的自调机能造成很大的损耗，这显然不利于健康。**

下午和晚上莫饮茶

有人喜欢在下午和晚上找人聊天并且饮茶，这利于健康吗？

民间早就有"早酒晚茶五更色，劝君千万来不得""早酒晚茶五更花，阎王把你双手拉"等警示。早晨肝胃的功能还不活跃，如果饮酒，进入体内的酒精不能及时分解，就会对肝胃造成一定的损害；而下午和晚上饮茶，茶有兴奋作用，会使大脑兴奋，难以入睡，即使勉强入睡，也是乱梦颠倒，睡不安稳；至于五更清晨如果有性生活，事后要起床上班，已经没有时间充分休息了，这对体力的恢复是不利的。

跟着四季过生活

春气温和、夏气暑热、秋气清凉、冬气凛冽的四季规律，给地球上所有的生命打上了深深的烙印。一切生物按照自然规律生长收藏，就能应天时、得地利，顺利完成生命的轮回。假如你一定要种出逆天时、反季节的蔬菜和瓜果，在现代科技条件下是可以做到的，在温室里人工模拟四季的气候，就可以种出反季节的果蔬，可是结果种出的菜没菜味，瓜没瓜味，果没果味。人力和能源付出了巨大的代价，植物本身也要付出调节的代价。

在自然界，如果一棵植物违逆自然规律，一定要冬天发芽生长，等待它的就是死亡。如果一个人在夏季把空调温度调得很低，在冬季把暖气温度调得很高，违逆冬寒夏热的自然规律，也必然会对健康不利。

像这些违逆自然规律的习惯和做法，十分有害健康，《黄帝内经》里早就提出过警告。《素问·四气调神论》里说："夫四时阴阳者，万物之根本也，所以圣人春夏养阳，秋冬养阴，以从其根，故与万物沉浮于生长之门，逆其根，则伐其本，坏其真矣。故阴阳四时者，万物之终始也，死生之本也，逆之则灾害生，从之则苛疾不起，是谓得道。道者，圣人行之，愚者佩（通'悖'，背也）之。从阴阳则生，逆之则死；从之则治，逆之则乱。"

四时阴阳，阴阳四时，就是四季阴阳的消长变化，或者说是阴阳的四季消长变化，是万物产生和灭亡的本源。**高明的人，应当春夏养阳、秋冬养阴，顺应化育生命的根本规律，**这样就能够和地球上的万物一样生长沉浮。顺应阴阳四季的消长变化，生理功能就会正常，就能健康；违逆阴阳四季的消长变化，生理功能就会紊乱，就会患病以致夭亡。

那么阴阳是什么？我们如何根据阴阳的消长变化来养生呢？这里的"四时阴阳、春夏养阳、秋冬养阴"究竟是指什么呢？请看下一章。

第六章

人生有形，
不离阴阳

本章精彩看点

阴阳的存在，是万事万物形成和存在的根源和基本条件。中医所说的阴阳是什么？

什么是人体的阳气和阴气？

人的体质有阴阳之分，如何辨别自己的体质？

如何辨别食物和药物的阴阳属性？如何根据体质对证调养？

调理身体的阴阳需要把握合适的度？如何把握？

小宋的妈妈患了什么"疑难杂症"

寒假刚放假 1 周，中医专业一年级的小宋同学就从山东家乡返回了北京，到门诊来找我。

我说："学校刚放假，你怎么就回来了？"

她说："老师呀，我没有办法在家待着，我妈妈好像变了一个人，天天和我们吵架，把爸爸气得也不回家了，住单位宿舍，我也不能安心看书和休息。"

我说："你有没有带她到医院看看呀？"

她说："去过好几家医院，去过不同的科室，医生的诊断都不一样，有的说是躁狂抑郁症的躁狂发作，有的说是围绝经期综合征，有的说是风湿性关节炎，有的说可能是类风湿，有的说是退行性骨关节病，还有的说是高血压病、神经官能症，甚至有医生说不排除干燥综合征的可能，老师可不可以给我妈妈开一个方子？"

我说："你知道，看病需要望闻问切，你们当地的医生亲自看病人，不同的科室，不同的医生，诊断结果都不一样，我凭你这样一说，怎么就可以草率地开方子呢？你把她接到北京，我看看再说吧。"

过了几天，小宋带她妈妈来到门诊。这是一位 51 岁的女士，操着浓重的胶东口音。她说，半年多来，脾气变得格外糟糕，心烦急躁到不能控制，看谁都不顺眼，总想和人吵架。胸口和脸上常常莫名其妙地突然一阵烘热，好像有一股热气往上冲一样，头脑发胀，满脸通红，随后就是一身大汗，像这样的情况，每天要发作十多次。出汗以后，又怕风又怕冷。衣服穿多了热，穿少了冷。活了大半辈子，竟然不会穿衣服了，不知道该怎么穿衣服合适。血压有时突然就高了，头痛脑胀得受不了，吃一片降压药突然又低了，晕得走不了路。全身关节酸痛，尤其是早晨起来，手指关节胀痛僵硬，都不能把拳头攥起来，活动活动才能好起来，双膝关节疼痛，不敢上下楼梯。我问她的月经情况怎么样，她说已经乱了快1年，近3个月没有再来过。一宿一宿睡不着觉，越睡不着越烦，越烦越睡不着。还有就是口干舌燥、鼻干眼涩，所以有的医生怀疑她是干燥综合征。我看病人面色发红，舌质红，舌苔薄白，脉细弦稍快，但重按没有多少力量。

我对小宋说："看来你妈妈的所有症状表现，都可以用围绝经期综合征解释。"围绝经期综合征，也就是人们过去通常所说的更年期综合征，围绕着绝经期的前后，由于体内的阴阳失调，就出现了一系列的症状。女性在50岁前后，正是由具有生育能力的年龄阶段，过渡、转变、变更为没有生育能力的年龄阶段，所以就叫围绝经期。从中医的角度来看，这是随着年龄的增长，肾中的阴阳平衡失调的缘故，当然这里所说的肾，是指中医说的主管生长发育和生殖功能的肾，不是指现代解剖学上的肾。

"老师，根据您的判断，是肾阴虚呢还是肾阳虚？"小宋问。我说："是肾阴阳两虚，又有虚阳上亢。由于有肾阴虚，相对来说就不能资助和制约阳气，就导致了虚阳上亢。阳有余便是火，虚阳上亢，虚热上扰，就出现了心胸和面部烘热、热气上冲、心烦失眠、情绪不稳、头昏脑胀、血压升高等症状。亢奋的虚阳逼迫津液外越，就是汗出，出汗之后使热量得以外散，本来真阳已经不足，汗出又消耗了阳气和热能，所以随后就出现了怕风怕冷。至于关节酸痛也是由肾中阴阳两虚、关节失温失养造成的。"

于是我用了大量的补肾阴药物，在这个基础上，加了清虚热、泻虚火的知母、黄柏，助肾阳的巴戟天、仙灵脾、菟丝子。为了提高补肾阴的效果，又加了一味补肺阴的麦冬。这是根据五行相生关系中**"虚则补其母"**的原则来用的，在五行分类中，肾属水，肺属金，金生水，于是肺为肾之母。当肾阴虚的时候，在补肾阴的基础上，适当加用补肺阴的药物，就可以提高补肾阴的效果。

小宋问我说："老师，您这样解释妈妈的病证，这样用药，其他所有的症状就能缓解吗？需要不需要加降血压的平肝降火药、治疗关节痛的祛风湿药、调节睡眠的安神药？"

我说："病证的根源是阴阳失调，把阴阳调好了，一切症状就都迎刃而解了。不过实践是检验真理的标准，究竟是不是有效，这个方子先用 2 个星期看看再说。" 2 个星期后复诊，大多数症状都减轻了一大半，服药 1 个月，所有的症状都消失了。

在这个病例中提到阴阳失调的问题，也提到了五行和五行相生的问题，我前文中提到了《黄帝内经》里说的"从阴阳则生，逆之则死"，那么阴阳究竟是什么，阴阳为什么对健康这么重要？

阴阳是万事万物形成和存在的基本条件

对于阴阳，有很多人认为，阴阳属于中国古代哲学的范畴，中医是古代医生将临床治疗经验和中国古代哲学阴阳五行学说相结合的产物。当然也有的人认为，阴阳包括五行在内都是迷信的，是应当淘汰的东西。

其实中医的阴阳五行学说，原本来自古人对自然现象的观察和对化育生命基本条件的认识。原始人类，没有书本知识可以学习，更没有现代的科技手段，只是依靠大自然所赋予人类的眼、耳、鼻、舌、身等各种感官，去观察自然、了解自然；用自己的头脑（这叫"意"）去寻找规律，思考人与自然的关系。眼、耳、鼻、舌、身、意，就是古人的科学研究工具。他们运用的研究方法，就是我们多次说过的"仰观天文，俯察地理，中知人事"。

"仰观天文"，天空有太阳，太阳有光和热的辐射。"俯察地理"，地面有昼夜和四季。白天是明亮的、温暖的，这就叫阳；夜间是黑暗的、寒冷的，这就叫阴。春夏日照时间渐长，气温渐升，为阳；秋冬日照时间渐短，气温渐降，为阴。于是大自然就有了阴阳之分。

当人类可以造字的时候，就用高山有阳光的一面代表阳，用高山背阳光的一面代表阴。东汉许慎的《说文解字》里说："阳，高明也。阴，暗也，水之南山之北也。"

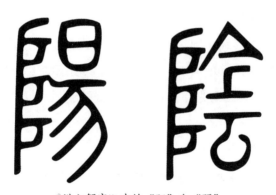

《说文解字》中的"阳"和"阴"

不仅仅是古代医学家这样认识，中国的儒家也是这样来认识阴阳的。儒家代表人物之一，西汉的大儒董仲舒在《春秋繁露》里说："天地之气，合而为一，分为阴阳，判为四时。"天气就是太阳光和热的辐射，地气就是地球的自转和公转。当然在董仲舒那个时代，人们并不知道地球是在自转和绕太阳公转，这是我今天做的解释。那个时候，整个世界采用的都是地心说，认为大地是宇宙的中心，日月星辰都在围绕着大地运动。

但这样的认识并不影响人们对地面上昼夜和四季变化的观察。太阳光和热的辐射与地球的运动，两个因素相结合，这就叫"天地之气，合而为一"。于是地面上就有了昼夜和春、夏、秋、冬四季之分，也就有了阴阳和五行的分别。

地球到太阳的距离不远不近，太阳又发着相对稳定的光和热，于是使地面上的阳气不亢不烈，阴气不冰不寒，阴阳二气此消彼长、此进彼退，协调稳定地交互运动变化。在这样的生态条件下，经过几十亿年的演化，化育了万紫千红的生命世界。所以《素问·生气通天论》里说："生之本，本于阴阳。"也就是说，**阴阳是化育生命的本源，是化育生命的基本条件。**可能有人会问我，你这么说，和现代自然科学家的认识距离太远了吧？

我们看看美国宇航局认定的在地球之外寻找人类宜居行星的基本条件，或者说可能化育生命的基本条件是什么：①与母星（当然是指恒星）保持适当距离的行星。②由坚固岩石或其他固体组成的行星（而不是巨大的气体行星）。以上条件提示，这个星球必须有阴阳二气的消长变化。③表面温度介于 -17 ℃～93 ℃。④表面存在液态水。这又在提示，这个星球的阳气需要不亢不烈，不能超过 93 ℃，如果温度太高，阳气太盛，水都蒸发了，就没有了液态水了。阴气需要不冰不寒，不能低于 -17 ℃，如果温度太低，阴气太盛，液态水全部结成了冰。

可见，在地球之外寻找生命或者人类宜居的星球，首先是寻找阳气不亢不烈、阴气不冰不寒的，阴阳二气消长进退、协调稳定、交替变化的生态环境，只不过现代自然科学家没有用阴阳这样的词汇表述罢了。

于是我们就可以得出结论，**中医所讲的阴阳，原本不是哲学，更不是迷信，而讨论的是大自然化育生命的基本条件，没有阴阳的不亢不烈、不冰不寒、协调稳定变化，就没有生命的化生。**

因此，《素问·阴阳应象大论》里说："阴阳者，天地之道也，万物之纲纪，变化之父母，生杀之本始，神明之府也。"意思是说，阴阳是天地大自然的规律。"道"，是规律的意思。"纲"，是渔网的总绳子，抓住它就可以撒开或收起整个渔网；"纪"，是蚕茧的丝头，抓住它就可以把整个蚕茧的丝全部抽出来——所以用纲纪代表事物的关键，阴阳是万事万物化生的总纲领、总关键。"变化之父母，生杀之本始"，是说阴阳是一切事物产生、发展、变化、消亡的本源。"神明之府"，是说阴阳是地球上无穷无尽的、神秘莫测的各种事物产生的根源。也就是说，如果没有阴阳的平衡协调的交替运动，就没有生命的诞生。

毫无疑问，地球上所有的生命都被打上了阴阳的烙印。换句话说，**阴阳就是大自然赋予地球生命的"遗传密码"，这正像《素问·宝命全形论》中所说的"人生有形，不离阴阳"。**

我们伸出手来看看，手心手背都是肉，可是颜色不同、结构不同，要我说，这就是阴阳打上的烙印。我们的任何一项生理活动，比如肌肉的收缩和舒张、细胞的同化和异化、肺的呼和吸、心脏的收缩和舒张、精神状态的兴奋和抑制、觉醒和睡眠……都存在着既相对立又相协同的两个方面，都可以看成是阴阳打上的烙印。植物的叶子也存在着阴阳两面。所以阴阳无处不有，阴阳无处不在。

于是中医用阴阳来解释万物的生成，解释人体的生理活动和病理变化，解释食物和药物的寒、热、温、凉、升、降、浮、沉等阴阳属性，也就顺理成章了。《黄帝内经》已经把阴阳从太阳的向背和温度的高低这样一个直观的简单的概念，升华到阴阳无处不有、阴阳无处不在。**阴阳的存在，是万事万物形成和存在的根源和基本条件。**

所以我的结论是，**中医的阴阳学说，也包括五行学说，原本是古代人类运用自身的眼、耳、鼻、舌、身、意观察自然现象、总结自然规律、探索生命化生的基本条件以至生命起源，所得出的自然科学结论，属于古代自然科学的范畴。**

治病必须从调理阴阳入手

既然大自然有了阴阳，才有了万紫千红的生命世界，所以**一切事物都可以分阴阳**。

怎么分？是随机地分还是有规定性地分？

《黄帝内经》中所说的阴阳特性，是有规定的，其特性是什么呢？《素问·阴阳应象大论》里说："水火者，阴阳之征兆也。"你想知道阴阳的特性各是什么吗？你看看水，看看火，知道了水和火的特性，就知道了阴阳的特性。于是我们就可以得出结论：**凡是明亮的、温暖的、躁动的、向上的、积极的，就属于阳；凡是黑暗的、寒冷的、宁静的、向下的、消极的，就属于阴。**

因此，《黄帝内经》进一步总结为"阴静阳躁"。可见阴阳的划分是有规定性的，而不是随机的。不能把阴说成阳，也不能把阳说成阴。

对事物划分阴阳，也是有条件的。在小说《红楼梦》里，史湘云给她的丫鬟讲阴阳，讲了半天，丫鬟说："小姐我懂了，小姐属阳，我属阴。"丫鬟懂了吗？没全懂，小姐和小姐的先生可以分阴阳，丫鬟和她的男朋友可以分阴阳，但丫鬟不能和小姐分阴阳，因为她们不在同一个级别。

划分阴阳，必须是同一层次或者同一级别的两个相互关联的事物，或者是一个事物的两个方面。不是同一级别，或者没有关联的两个事物，就不能划分阴阳。一只公狗和一只母鸡，就不能划分谁是阴，谁是阳。

天地有阴阳，人类是天地化生的，天人相应，所以人也就有了阴阳。简单来说，**中医把人体内具有温暖作用的、可以提供热能和动力的细微物质，叫阳气；把具有滋润作用的、可以提供物质基础和营养的细微物**

质叫阴气。**每个脏腑都有阴阳二气，心有心阴和心阳，肾有肾阴和肾阳，脾有脾阴和脾阳等。**

大自然的阴阳不亢不烈、不冰不寒、平衡协调，是化育生命的基本条件，**人体阴阳的不亢不烈、不冰不寒、平衡协调，就是健康的保证。**所以《黄帝内经》里说"阴平阳秘，精神乃治"，就是说阴阳平衡协调，人的身体和精神就健康。当然这里所说的平衡协调，都是在动态变化之中总体上达到平衡协调的。

自然界阴阳二气的失调，就会给地球上的生命带来重大的灾难。比如大约 6 500 万年前，一颗直径接近 10 千米的小行星撞击了地球，剧烈的爆炸引起了全球森林大火，使地面上的温度迅速升高，出现了阳盛阴衰的局面，导致了大批动植物死亡。随后爆炸和燃烧腾起的烟尘，弥漫了整个大气层，使阳光长期照射不到地面，地面温度迅速下降，又出现了阴盛阳衰的局面，使那些在火灾中幸存下来的植物和大批动物最终死亡。在这场阴阳失调的背景下，统治了地球 1.3 亿多年的恐龙，彻底告别了地球。

人体阴阳二气失调，就会形成疾病。所以《黄帝内经》里说："阴阳乖戾，疾病乃起。"乖戾就是失调，就是相背离，从而产生疾病。既然如此，《黄帝内经》得出的结论就是"治病必求于本"。"本"是什么？《黄帝内经》里说**"生之本，本于阴阳"**，治病必须从调理阴阳入手。因此，**健康和阴阳就有着密切的关系。**

我们开头提到的小宋的妈妈，就是肾中具有滋润作用的阴性物质不足了，于是就出现口干舌燥、鼻干眼涩。阴不足，不能制约阳气，和阴相比，阳气相对亢奋，阳有余便是火，于是虚阳时而上亢，就出现了阵发性的烘热和热气上冲，还有心烦急躁、情绪不稳、头昏脑胀、血压升高等一系列的症状。出现怕风怕冷，就是具有温暖功能的真阳不足了。显然是阴阳失调导致了疾病的发生，治疗就要用调整阴阳的方法。

用药物、食物调理阴阳，辨别其属性是前提

调理阴阳可以用药物也可以用食物，这就涉及食物和药物的阴阳属性的问题。食物和药物的阴阳属性，当然是人类在长期的食用或者药用过程中，依靠实践检验、体会得出来的结论，而不是在实验室里靠分析成分的方法得出来的结论。其实在很多情况下，看一看某种植物的生态环境，也大体可以推测出它的阴阳属性。

有人认为在炎热的地方或者季节生长的东西，就是热性的、阳性的；在寒冷的地方或季节生长的东西就是寒性的、阴性的。

其实在大多数情况下，并不是这样。有一年夏天，北京的天气很热，我和几个朋友到北京南郊盛产西瓜的地方采摘西瓜，在路上我想：这么热的天，这么强烈的阳光，西瓜一定是藏在瓜叶子的下面，由叶子撑着遮阳，否则它可能就被太阳晒得裂开了"肚皮"。等到了地里一看，并不是我想象的那样，西瓜大，叶子小，叶子根本就遮不住西瓜，一个个大西瓜，就"敞胸露怀"地在阳光的直射下茁壮成长。我暗暗说，大西瓜呀大西瓜，你可真了不起，你在阳光的暴晒下长大，从而练就了你的抗热、消暑、生津、养阴的阴性体质，没有这个阴性体质，你就达不到内外的阴阳平衡，你就抵抗不了这么强烈的阳光暴晒。所以当我们人体阳热盛而津液不足的时候，拿西瓜来吃，就可以达到清热解暑抗热、养阴生津止渴的效果。于是中医就把西瓜叫作**天然白虎汤**。白虎汤就是治疗高热、汗出、口渴，具有清热生津作用的著名方剂。在炎热的夏季，人体阳气偏亢，吃些像西瓜这样的阴性食物，可以协调体内的阴阳，吃饱了都不会发生健康的问题。可是在寒冷的冬季，人体的阳气内藏而且偏虚，大量吃阴性的西瓜，不少人就会出现胃痛或者拉肚子。于是养生家

就告诉人们，少吃或者不吃反时令食物。**大自然在什么季节化生了什么样的食物和果蔬，对人类来说，就是最健康的食物和果蔬。**

由此我们推测，长在潮湿的地方、沼泽或水里的植物，大多有抗水作用，如果它不抗水，就会腐烂。人类吃它，就可能有利尿效果。农村有"吃稻米尿多，烧稻草灰多"的说法，这是因为水稻长在水田里，有很好的抗水作用，人如果吃稻米太多，就会有明显的利尿效果。几乎所有的有利尿作用的中药，都是长在水中或者潮湿的地方的，为了达到和环境阴阳平衡，它们就有了抗水和抗潮湿的素质。

向阳的山坡上生长的植物能抗热，就应当是凉性的、阴性的。如黄芩长在阳坡上，就是寒性的，可以清热的。在 4 000 米雪线以上生长的雪莲花，有很好的耐寒能力，应当是热性的、阳性的，对人来说就有补阳的效果。在高原氧气稀薄的地方生长的红景天，就有抗缺氧的能力，我们人类服用它，就可以提高缺氧状态下的耐受力，可以抗高原反应。在终年不见太阳的阴暗、潮湿、寒冷的深山沟里生长的乌头，它的侧根叫附子，环境练就了其抗寒、抗潮湿的能力，是热性的、阳性的，这样才能够保持内外阴阳的平衡。当我们人类阳虚、湿盛、寒凝的时候，服用它可以起到助阳散寒、祛湿止痛的作用。当然乌头和附子都是有毒的，怎么用、用多少，一定要听医生的，不能擅自服用。

蚂蚁在阴暗潮湿的地下洞穴里生活，而不得风湿性和类风湿关节炎，人们就会意识到，它们有抗风寒湿的功效，是阳性的，所以就用蚂蚁制剂来治疗风湿性、类风湿关节炎，获得了较好的疗效。有一些水鸟，长期在沼泽地带生活觅食，尽管它们已经有一定的抗水湿、抗潮湿的能力，但仍然有一部分体质较弱的水鸟会得关节炎。得了关节炎的水鸟，不可能飞到人类的医院找医生来看病，它会本能地飞到蚂蚁窝的洞口，用翅膀打击蚂蚁，然后躺在地上，张开全身的羽毛，它在等待什么呢？等待着被激怒的蚂蚁蜂拥而上，爬到自己的身上，钻到自己的羽毛根部，狠命地叮咬自己，就得到了一次免费的蚁酸注射，使自己的关节疼痛得到缓解。大自然的种种造化，实在是神奇至极！

当然，**决定一种植物或者动物的食用或者药用功效和阴阳属性的，和它本身的品种关系密切**。有些动物的阴阳属性，也有很特别的时候，比如经常在水上游的鸭子偏于寒性、阴性，有养阴作用，是因为多得水中阴气的培育。只能在陆地上跑的鸡偏于温性、阳性，是因为多得天阳之气的温养。这又是一种相反的思路，所以也不能一概而论。

辨清体质，找对调理方法并不难

人的体质，也有阴阳之分，**如果具有容易兴奋、怕热、多动、外向等倾向的，就可以叫阳性体质**。阳性体质的人，得病容易从阳化热，而出现阳证、热证。有的孩子，一感冒扁桃体就发炎，咽喉肿痛，发热不退，这就是阳性体质。这样的人平时如何调整自己呢？就应当抑阳助阴，适当食用一些偏于阴性、凉性的食物，使体质逐渐趋于阴阳协调平衡。

如果具有沉静、怕冷、懒动、内向等倾向的，就可以叫阴性体质。 这样体质的人，得病容易从阴化寒，而出现阴证、寒证。有的孩子一得感冒，就怕冷，就出现肚子疼，拉肚子，这就是阴性体质。所以平时要适当吃一些偏于阳性、热性的食物，使体质趋向于阴阳协调平衡。

哪些食物或果蔬属于阴性或是阳性，我们现在大可不必费事去考察它成熟的季节和生态的环境，只要查阅书上的记载或者网上的资料就可以了。

举些例子：属阴性、凉性的食物有马齿苋、蒲公英、苦菜、白菜、黄花菜、空心菜、西瓜、苦瓜、黄瓜、紫菜、海带、芋头、豆腐、绿豆、绿豆芽、木耳、鸭梨、香蕉、橙子、杨桃、百合、柚子、芒果、猕猴桃、金橘、罗汉果、甘蔗、生菱角、荸荠、银耳、荞麦、青稞、鸭肉、鸭蛋、兔肉、河蟹、田螺、蛤蚌、绿茶等。

偏温热的、属于阳性的食物，有扁豆、芥菜、香菜、辣椒、韭菜、蒜苗、大蒜、大葱、洋葱、生姜、小茴香、高粱、糯米、栗子、杏、大枣、荔枝、龙眼、桃、杨梅、樱桃、核桃、葵花子、荔枝干、桂圆、羊肉、狗肉、黄鳝、虾、酒、红糖、饴糖、芥末、茴香、花椒、胡椒、桂花、红茶、咖啡等。

如果一个人经常怕冷，抗寒能力很差，那就是**阳气虚**，温煦功能下降。伴有心慌、心跳的是**心阳虚**，伴有腰膝酸软、性欲低下的是**肾阳虚**，伴有腹胀、便溏的是**脾阳虚**。如果一个人口鼻干燥、五心烦热、尿少便干，那就是**阴气、阴液不足**，濡润功能下降。伴有心慌、心跳的是**心阴虚**，伴有腰膝酸软的是**肾阴虚**，伴有干咳、气喘的是**肺阴虚**。这就需要找医生用偏性更明显的药物来调理了。阴阳平衡协调了，健康就恢复正常了。

调理阴阳要适可而止，避免新的失衡

但是，**用阴性或者阳性的药物来纠正阴阳失衡的病证的时候，也要适可而止，用得过头了也会引发新的阴阳失衡。**比如阴寒的、寒凉的药用得太过头了，会损伤人的阳气。用《黄帝内经》里的话说，这可以叫"阴胜则阳病""阴胜则寒"。

一个小伙子，得了细菌性痢疾，里急后重，腹中疼痛，大便脓血，发热，这显然是热证、阳证，我给他用了清利大肠湿热的方药，这是一个寒凉的阴性的方子。

这个小伙子吃药后，1天退热，3天就不拉肚子了，服完5剂药，基本好了。可是他想："我一定不要留下病根。"接着又吃了 5 天。没想到吃了 10 天又开始拉肚子了，他想："怎么又拉了，是不是又复发了？"于是继续吃。越吃拉得越厉害，他来找我复诊。我说："给你开了几服药啊？""5 服啊"。"你吃了几服？"他说吃了 13 服了。"谁让你吃 13 服的？过头了，伤了脾胃的阳气了。"这个小伙子因为过多服用了苦寒的药，伤了脾阳，后来只要吃凉的东西就拉，用温热的药补脾胃，才逐渐好起来。这就是"阴胜则阳病""阴胜则寒"。

阳热的药物用得太过头了，会损伤人体的阴液。在《黄帝内经》里叫"阳胜则阴病""阳胜则热"。一女士从腰以下到双腿和双脚，就像坐在凉水盆一样凉，天气已经很热了，她还穿着保暖裤、高筒靴，腰痛腿酸，清稀的白带特别多，时时要换护垫。舌淡，苔白，伸出舌头就要滴水，这是肾阳虚，不能制水，寒湿下注的表现。我给她用了《伤寒论》里的真武汤，附子、炒白芍、生姜、茯苓、炒白术可温阳利水。吃药一个星期，腰以下逐渐暖和了，白带逐渐少了，她觉得有效，没有找我复诊，又继续接着吃，吃了两个星期，觉得晚上有点睡不着觉，口干舌燥，然后她就多喝水。第三个星期，她还觉得这个病一定要除根，还继续吃。一天，她先生到门诊找我说："你给我家太太吃的什么药啊？这些日子她天天和我吵架，没有由头地和我吵架。"我说给她的药不就开了一个星期吗？他说她已经吃到第三个星期了。阳热的药用得过头了伤阴，伤阴以后虚火就会上炎，上炎以后她就心烦急躁，烦躁易怒，睡不着觉，心烦就和老公吵架。这就是"阳胜则阴病""阳胜则热"。

所以**用药一定要遵照医生的嘱咐，不能擅自主张，自以为是。否则矫枉过正，反而危害健康，导致了新的阴阳失调。**

其实饮食也是这样。现在到饭店吃饭，许多人上来就要一杯菊花茶，在南方更流行凉茶，这些东西在夏季喝，有清热解暑、平衡阴阳的好作用，如果是在寒冷的冬季喝，那就要无端地消耗自己的阳气了，反而有害。而阴性体质、阳气不足的人，更不能喝这些东西，喝这些东西就等于雪上加霜。

更奇怪的是，有少数老年人咽喉干痛，口腔溃疡反复发作，认为自己是热性体质、阳性体质，于是老是变着法地给自己败火，总喝一些祛火的凉茶，结果越喝火越大，这是为什么？这是因为**老年人其实是阴阳两虚**，于是出现了阴虚火旺，而不是实火，就像我们开头提到的小宋的妈妈，那种烘热、心烦，是因为阴虚才相对的阳气亢奋，如果过多地用清热泻火的药，反而更伤阳气。阳气不足，就不能化生阴液，因为**阴液的化生，是依靠阳气做动力的，这叫"阴阳互根互化"**。于是阴液更虚、虚阳更亢、虚火更盛，这就是越喝清热败火的药，越是上火的道理所在。可见阴阳的平衡协调是一个比较复杂的问题。

其实任何事物都是由简单到复杂而发展的。阴阳原本是简单的阳光的向背和温度高低的变化，这是化育生命的基本条件，化育生命的本源，但是一旦形成了生命，生命活动就极其复杂了。这就像《素问·阴阳离合论》中所说："**阴阳者，数之可十，推之可百，数之可千，推之可万，万之大不可胜数，然其要一也。**"

中医的阴阳五行学说，原本属于研究自然规律和生命规律的古代自然科学范畴，后来人们把它和社会知识以及思维知识结合起来，就形成了一种看待问题的方法论和世界观，把它上升到了哲学的地位。

哲学家们把阴阳五行说成是古代哲学，是可以理解的，因为自然规律中确实富含着深刻的哲理，比如现代人根据《黄帝内经》的描述，把阴阳学说内容总结为，**阴阳是对立统一的、无限可分的、消长进退的、动态平衡的、相互吸纳的、互根互化的。**

但我认为中医本身不应当说自己起源于哲学。尽管哲学是科学中最高层次的，有哲人说，任何现代自然科学家都逃脱不了哲学的支配。但是我仍然建议实事求是，不高攀。让中医回归到自然科学领域，揭示阴阳五行讲的是自然规律和生命规律，这才是中医的本来面目。

　　我以前说过，养生是人们遵循自然规律和生命规律，采取多种手段养护生命、保护健康的综合活动。而阴阳和五行既是自然规律，又是生命规律。各位关心健康的朋友，要了解健康和养生，就需要了解中医阴阳和五行的一些常识以及与健康的关系。阴阳和健康的关系就谈到这里，五行又是怎么回事呢？五行和健康又有什么关系呢？请看下一章。

第七章

知五行本义，
得健康真谛

本章精彩看点

到底什么是五行？为什么那么多人把五行与五材弄混淆？

气的运动有几种趋向？五行分别代表了哪种趋向？

古人是按什么方法和思路归类五行的？这对我们认识健康有什么用？

我们应该如何根据五行的本义来保养我们的身体？

什么是五行

2009 年初春的一个傍晚，门诊来了个女孩看病，陪着来的是她妈妈。女孩 25 岁，看上去两目呆滞、愁容满面、言语迟钝、动作迟缓。我心中立即就有了诊断的方向，这应当是躁狂抑郁症的抑郁状态。

我问："你这种状态有多长时间了？"她妈妈说："3 年了，不过总是春天犯，夏天过了就好了，就能正常工作了，冬天也还可以。现在春天来了，她的病又复发了。"我说："你早晨赖床吗？"女孩点点头，慢慢地说："早晨对我来说是最痛苦的时候，每当早晨醒来，心情就十分郁闷，全身重度疲劳，赖床难起，脑子就像一团糨糊，思维迟钝，胃肠呆滞，什么都不想吃。心理和身体的痛苦，使我痛苦难耐，痛不欲生。可是一到下午 3 点以后，我的心情就好了一些，身体也轻松了，脑子也活跃起来，也可以看书了，甚至可以到实验室做实验、写文章了。今天是晚上来您这里看病，如果是早晨和上午，我根本就起不了床，也说不了这么多话。我一直奇怪，为什么会是这样？3 年了，都是春天犯，早晨重。过了夏天，过了中午，就慢慢地好起来了。"

这究竟是怎么回事呢？为什么她的抑郁症总是春天复发，而复发的时候会有晨重夜轻的表现呢？要回答这个问题，我们还要从中医的五行说起。当然在讨论五行的时候，也还会涉及阴阳。

提到五行，很多教科书都是这样写的：五行学说认为，宇宙是由木、火、土、金、水五种基本物质所构成的，宇宙间的一切事物都是由这五种物质的相杂和相合而化生的……它在中国思想史上，属于朴素唯物论和辩证法范畴。

这种认识影响很广。一个学生对我说，他们乡下有一个医生，在自己的诊室里布置了五行。他在东墙上挂着一个木雕，代表东方木；西墙上挂着一个现代仿制的编钟，代表西方金；靠北墙的条案上放着一个大花桶，里面放着多半桶水，代表北方水；靠南墙的两个窗户之间，有一个火炉子，代表南方火；诊桌放在房间中央，诊桌下面有一块没有铺地板砖的地方，用黄土夯瓷实了，代表中央土，据说这黄土还是特意求人从陕西黄土高原上运来的。

一位中学老师也问过我，他的女儿找人算命，说命中缺水，纠正的办法是在床下放一瓶水，打开盖子，就可以解决问题。这两个真实的故事，其实都出于**对五行的误解，是把五行和五材混淆了起来，把五材当作五行了**。

在古代，五行和五材的概念是同时存在的，用的也都是木、火、土、金、水这五个字，但**根本不是同一个层面、同一个层次的东西**。

先说说五材。《左传·襄公二十七年》中说："天生五材，民并用之，废一不可。"明确说这是人们可以应用的五种材料。用于干什么？《尚书大传》中说："水火者，百姓之所饮食也；金木者，百姓之所兴作也；土者，万物之所资生，是为人用。"水和火是人们用于做饭炒菜的，木材和金属，是人们用于制作生产工具和盖房子的材料和构件，广博的土地是万物所化生的地方。**这些都是可以被人们利用的东西、物质、材料，讲的都是五材，根本就不是五行**。《黄帝内经》从来没有说过，五材、五种物质相杂相合起来，就可以构成大自然和整个世界，就可以化育生命。

我们再来看看五行。五行学说是在漫长的历史时期内逐渐形成的，在这个过程中，某些细节有不同的说法或不同的观点是自然的、正常的，我今天不讲五行学说形成的历史过程，而是谈谈《黄帝内经》中的五行学说原本的意思究竟是什么，这个学说和人的健康养生有什么关系。

古人在表述问题的时候，用词用字是非常严格的，五行用的是"行"字，而不是"材"字。东汉许慎的《说文解字》里说："行，人之步趋也。"就是人迈步往前走的意思。直到现在，现代汉语所说的行动、运行、人行道、步行街、自行车的"行"字，都是这个意思。

文以载道，**所谓五行，是指自然界气的五种运动趋向、运动状态。**西汉大儒董仲舒在《春秋繁露》里说："天地之气，合而为一，分为阴阳，判为四时，列为五行。行者，行也，其行不同，故谓之五行。"意思说得十分明白，五行和阴阳一样，都是揭示天地之气变化运动的规律。天地之气相合，地面上有了昼夜和四季，就有了阴和阳。有了昼夜和四季，于是也就有了五行。**"行"就是运行的意思，为什么叫"行"？因为气的运动趋向或者说是运行方式不同，所以叫"五行"。**1 800多年前，班固等人写的《白虎通·五行篇》里也说："言行者，欲言为天行气之义也。"五行为什么用"行"字呢？是为了代表天地之气或大自然之气的运动、运行这样的含义。

《黄帝内经》里把五行还叫作五气、五运、五常，可是从来没有用过"五材"这个词。《素问·天元纪大论》里说"五气运行，各终期日"，是说气的五种不同运动趋向，各自按照规定天数来主持自然界一切生物的生命活动。《素问·气交变大论》里说："五运更治，上应天期。"是说气的五种不同运动趋向，交替主持管理自然界一切生物的生命活动，用通俗的话来说就是轮流交替值班，值班的时间是上应天期的，也就是有固定天数的。这个天数是怎么来的，各自值班多少天？我在以后会讲到。

《素问·气交变大论》里说："五气倾移，太过不及。"如果气的五种的运动趋向发生异常，这就叫倾移，可以有两种情况：一是太过，太过头了；二是不足，就是不够正常水平。

可能有人会说，这里用的五运、五气都没有直接说是木、火、土、金、水呀！请看《素问·六元正纪大论》里的话："**五常之气，太过不及，金木水火土运行之数，寒暑燥湿风火临御之化，则天道可见。**"意思是说，五种常规的气的运动趋向，发生异常的时候，可以是太过，也可以是不足。五常之气是什么呢？就是金、木、水、火、土交替运行的天数，造就了寒、暑、燥、湿、风不同气候的降临和变化，这都是天道，这都是大自然的规律。

这些话清清楚楚地告诉我们，**木、火、土、金、水五行，就是五气、五运、五常，就是气的运动趋向，根本不是五种物质、材料、元素。**

五行就是气的五种运动趋向

气的运动有几种趋向？五行分别代表气的什么运动趋向？

《素问·六微旨大论》中说："非出入，则无以生、长、壮、老、已；非升降，则无以生、长、化、收、藏。是以升降出入，无器不有。"它明确说明，**气的运动趋向就是升、降、出、入四个趋向，或者说是四种状态。但是如果升和降这两个力相均衡，出和入这两个力相均衡，这就是第五种状态，也就是相对平稳的状态。**而且它认为，任何事物都存在着气的升降出入运动。由于大自然有了气的升降出入运动，植物才有了生、长、化、收、藏的生命节律，动物才有了生、长、壮、老、已的生命过程。

《素问·阴阳应象大论》中却是这样说的："**天有四时、五行，以生、长、收、藏，以生寒、暑、燥、湿、风。**"大自然有四季和五行，所以才导致了植物有了生长收藏的生命节律。

《素问·六微旨大论》里说，气的升降出入运动导致了生物的生长收藏节律；《素问·阴阳应象大论》里说，五行的交替运行，导致了生物的生长收藏节律。我们可以毫不迟疑地说，五行就是气的升降出入运动以及升降均衡和出入均衡的状态。

如果大家还不放心，认为这些推理靠不住，因为这些文章不是一个人写的，不能拿两篇文章的两句话进行联系和比较，那我们就来看看《素问·六元正纪大论》里所说的话："天地升降，不失其宜；五运宣行，勿乖其政。"这是一篇文章中连在一起的对仗的两句话，"天地升降"和"五运宣行"对仗。"天地升降"指天地之气的升降出入运动，"五运宣行"指五运五行的交替运行。这两者是一回事情，所以用了对仗的写法。"不失其宜"和"勿乖其政"意思是一样的，就是按规律交替主持大自然，而不能颠倒紊乱。

我们研究了《黄帝内经》中关于五行的论述后，可以得出结论：**五行学说中，木、火、土、金、水这五个字根本不是五种物质、材料或元素，而是气的五种运动趋向。**"木"代表气的生发疏泄运动，就是升降出入的"出"；"火"代表气的上升运动，就是升降出入的"升"；"金"代表气的内收运动，就是升降出入的"入"；"水"代表气的潜降运动，就是升降出入的"降"；而"土"代表气的是升降相平衡、出入相平衡。

为什么可以用"木"字代表气的生发疏泄运动？因为树木和所有植物的根须最喜欢向下伸展，以吸收更多的营养和水分，树木和所有植物的枝叶最喜欢向上、向外舒展，以吸收更多的阳光和雨露，这是根据树木和植物的生长特性而命名的，并不是指具体的木材。

为什么可以用"火"字代表气的上升运动？因为"火性炎上"。大家都做过饭，做饭的时候，都知道把锅放在火焰的上面。有人把锅放在火焰的旁边，靠热辐射来做饭吗？肯定没有！大家都知道利用"火性炎上"的特性。因此，用"火"字代表气的上升运动，是根据"火性炎上"的特性而命名的，并不是指燃烧着的火焰本身。

为什么可以用"金"字代表气的内收运动？因为金属密度大、质量重，象征着收敛密集。因此，用"金"字代表气的内收运动，也就是升降出入的入，这是根据金属密度大的特性而来的，并不是指坚硬金属的本身。

为什么可以用"水"字代表气的下降运动？因为水往低处流，象征着下降和潜藏。它是根据水性就下的特性来命名的，并不是指哗哗流的水的本身。

为什么可以用"土"字代表气的升和降相平衡、出和入相平衡？因为广博的土地、土壤，如果没有外力的作用，人们看不到它在运动。这是根据土壤、土地的特性而命名的，并不是指土壤、土地本身。

古人是按照什么方法来归类五行的

大家都知道，《黄帝内经》用五行将天地自然界、动植物以及人体表里内外联系成五大系统，这种归类的方法和思路是什么呢？仍然是"仰观天文，俯察地理，中知人事"，并按照气的不同运动趋向来归类。

我们讲阴阳的时候，**"仰观天象"，是看太阳；"俯察地理"，是看昼夜和四季。五行分类仰观天文看什么？看星星。**《灵枢·九宫八风》里记载了以北斗七星斗柄的指向来确定方位和季节的历法。司马迁《史记·历书》里说"黄帝考定星历，建立五行"，指的就是这件事情。

在1 800多年前，张仲景所著的《伤寒论·伤寒例》中，详细记述了依据北斗七星斗柄指向的定位，来确定春夏秋冬四季，确定立春、立夏、立秋、立冬、冬至、夏至、春分、秋分等8个大节气，以及24个节气的确切时间，张仲景把这个叫**"斗历"**。

在晴朗的夜晚，我们仰望北方的星空，找到大熊星座，在大熊星座的后腰连到尾部，有7颗星星，排列成像饭勺一样的形象，这就是北斗七星。在斗勺最末2颗星星的连线延长线的5倍处，就是著名的北极星，北极星属于小熊星座，它在小熊星座的尾巴处。在没有指南针和卫星定位系统的古代，人们在茫茫大海上航行，怎样才能不迷失航向？靠的就是北极星指方向。

由于地球的自转和公转，生活在北半球的华夏先人，在傍晚仰望星空的时候，很容易观察到北斗七星的周日视运动和周年视运动。随着地球自转 1 圈，我们看到北斗七星的斗柄也大体转 1 圈，这叫北斗七星的周日视运动。有经验的人，可以根据斗柄指向，大体知道这是夜间几点钟，所以也可以把它叫作星钟。但是如果我们固定一个时间，比如固定在晚上 10 点钟，用一台仪器测量北斗七星的指向，到第二天晚上 10 点钟再去测量，会发现斗柄的指向并不在原来的位置，而是依照逆时针方向向前移动了 1 度，这是由于地球在自转的同时，还在绕着太阳公转。斗柄所指的方向每天逆时针向前移动 1°，360 天以后，就又回到了原来的位置，这叫北斗七星的周年视运动。依照斗柄 360 天运动 1 周来计算节气的历法，就叫斗历，也叫星历，星历的 1 年是 360 天，因为斗柄的周年视运动转 1 周是 360°，需要 360 天。

五行归类表

斗柄	季节	五气	五化	五色	五音	五味	气体	五行	五脏	五腑	五体	五官	五液	五志	五荣
东	春	风	生	青	角	酸	出	木	肝	胆	筋	目	泪	怒	爪
南	夏	热	长	赤	徵	苦	升	火	心	小肠	脉	舌	汗	喜	面
中	长夏	湿	化	黄	宫	甘	平稳	土	脾	胃	肉	口	涎	胃	唇
西	秋	燥	收	白	商	辛	入	金	肺	大肠	皮毛	鼻	涕	悲	毛
北	冬	寒	藏	黑	羽	咸	降	水	肾	膀胱	骨	耳	唾	恐	发

"仰观天象"，当北斗七星的斗柄在傍晚指向东方的时候，"俯察地理"，地面上是春季；指向南方的时候，地面上是夏季；指向西方的时候，地面上是秋季；指向北方的时候，地面上是冬季。这就是四方和四季相对应的来历。可见以观察北斗七星斗柄的指向来确定四季和节气的方法是由来已久的，而且也是很精确的。

"仰观天象"，斗柄指东；"俯察地理"，地面为春。春风和煦，于是在五气这一栏，也就是五种气候这一栏，就有了"风"字。这个时候，地面上已经是冰雪消融，植物的种子生根发芽，草木根须下伸、枝叶上展。我们再来看看动物，蜷曲成团而冬眠的各种熊类，在春风的呼唤下爬出山洞，伸伸腰肢，打个呵欠，一派舒展之相；盘成圆盘状而冬眠的蛇、圆球状冬眠的刺猬，被春风唤醒，伸展身体，慢慢爬出了冬眠的巢穴，开始了一年的新生活。从物候的观察，到古人关于春季阳气布陈、发陈、发散、生发等论述，都提示在春季应当是阳气的外展疏泄运动。疏就是疏通，泄就是宣泄，主导或控制着自然界一切生物的生命活动，于是在"五化"也就是动植物的五种变化这一栏中，就用了"生"字——生活的"生"，生根发芽的"生"，而不是上升的"升"。

现在有不少文章称，春季阳气"升发"，用的是上升的"升"字，这是错误的。在《黄帝内经》里从来没有用过上升的"升"字来描述春季阳气的运动趋向，春季阳气生发、外展，而不是上升。

正因为树木和植物的根须最喜欢向下伸展，枝叶最喜欢向上舒展，所以就将气的这种外展疏泄运动的趋向，用"木"字来命名。

20世纪80年代初，在我当时的住处外，有一块十几平方米的空地，我种了一株葡萄藤，每年都是由一位园林师傅帮我剪枝施肥，我没有操过心。有一年，从夏天起一直到第二年春天快要到来的时候，这位园林师傅就一直没有露过面。后来我才知道，他身体不好，回外地老家休养了。眼看着春天已经来临，葡萄藤上的芽开始变大，可是杂乱的枝条还没有打理，于是我自己用剪刀来剪枝。没有想到刚剪断一根枝条，断口处就流出了水，开始是一滴一滴往下滴，流了一会儿，水少了一些，就顺着枝条往下洇，一直洇湿了整个葡萄藤。那年的冬季雨雪很少，土壤很是干燥，我十分奇怪，这么干燥的气候和土地，葡萄藤里怎么会流出水呢？于是我不敢再剪了。接着在地下挖沟施肥时，我不小心碰断了葡萄藤的一条细根，根的断端处也流出了水，把一大片干干的土都洇湿了。

恰巧这时，那个几个月没有露面的园林师傅来到了我的园子外面，我还没有来得及向他打招呼和问候，他先开了口："哎哟！郝老师！您怎么能春天剪枝、施肥啊？"我说："为什么不能在春天剪枝施肥，不是一年之计在于春吗？"他说："春天的时候，营养和水分向根的末端输送，向枝条的末梢输送，您把枝条剪断了，把根碰断了，断的地方就会流出大量的营养和水分，这都是葡萄的'眼泪'、葡萄的'血'呀，葡萄在'哭'，在'流血'啊！这样会丢失大量养分，太可惜了。完了完了，您今年的葡萄结不了多少了！"

听师傅这样一说，我心中一动：为什么在春天植物的营养和水分会向根的末端和枝条的末梢大量输送呢？那就应当是有一种看不见的气的生发疏泄运动，在这个季节支配着所有植物的生长活动。由此联想到我们刚才提到过的，动物在春季的活动情况，也都体现了一派舒展、发散之象。

古人可能就是观察到春季动植物的这种生长活动状况，推知春季是一种气的生发疏泄运动支配着自然界一切生物的生命活动，于是就用木气来命名（也称之为木行）。这也就是把东方、春季、风、生和五行的木划归为同一类的道理所在。

自然界气的运动趋向，是看不见、摸不着的，也就是说阴阳五行、阴气阳气、气的升降出入，是看不见、摸不着的，但它们的活动状况、运动状态，都可以在自然界各种动植物的生长现象上得到验证。这也就是《素问》为什么有一篇文章叫《阴阳应象大论》的道理了。阴阳五行的运动变化，都应验在动植物四季的生长和活动现象上。

我们的生活越现代化，我们就离大自然越远，对古代人类观察自然所得到的东西，今天反而不能理解了。那年我园子里的葡萄只结了 2 串，而且很稀疏，总共 1 千克上下，而平常的年份能结六七千克甚至十几千克。

看来对葡萄来说，春天是不能剪枝施肥的，那什么时候剪枝和施肥合适呢？园林师傅说，在深秋以后，营养和水分向主干内收，向种子和果实内贮藏，枝条的末端干枯了，根的末端干枯了，就可以剪枝和施肥了，剪断枝条、碰断根也就不再流失营养和水分了。**为什么秋季营养和水分向种子、果实、主干内收？因为秋季是阳气的内收运动支配着自然界一切生物的生命活动，在五行里就叫金气、金行。**

第八章

顺应自然，
养在四时

本章精彩看点

如何根据阳气的运动趋向合理养生？

春季阳气的运动趋向有什么特点？如何合理养生？

夏季阳气的运动趋向有什么特点？如何合理养生？

秋季阳气的运动趋向有什么特点？如何合理养生？

冬季阳气的运动趋向有什么特点？如何合理养生？

长夏阳气的运动趋向有什么特点？如何合理养生？

春季如何合理养生

春季自然界的阳气以生发疏泄运动为主，人在春季应当怎样养生呢？**应当顺应阳气的生发和疏泄，使自己身体的阳气也生发疏泄出来。**

《黄帝内经》关于春季养生的要求是这样的："春三月，此谓发陈，天地俱生，万物以荣，夜卧早起，广步于庭，被发缓形，以使志生，生而勿杀，予而勿夺，赏而勿罚，此春气之应，养生之道也，逆之则伤肝……"

"春三月"，是从立春的当天算起到立夏的前一天，经过立春、雨水、惊蛰、春分、清明、谷雨6个节气，3个月，共90天。在这段时间，自然界阳气的运动趋向是向四周生发布陈的，这就叫"发陈"，"发"是生发，"陈"是布陈、陈列，"发"和"陈"是并列的动词。在这段时间，天地的阳气生发布陈，气温逐渐升高，所以万物生根发芽，都繁茂繁盛起来，这就叫"天地俱生，万物以荣"。

为了顺应自然界阳气的生发疏泄运动，人就要适当地晚睡早起，减少睡眠。

因为在睡眠状态下，阳气是内收、内敛、内藏的。要想使阳气生发疏泄出来，就要适当减少睡眠。不过我这里所说的晚睡早起，是相对于古代日出而作、日落而息的作息时间来说的，现在有不少人，过了午夜甚至凌晨一两点钟都还不睡觉，这也太晚了。

"广步于庭，被发缓形，以使志生"，就是要早早起床，把头发散开，穿着宽松的衣服，而不要穿紧身的、塑形的衣服，到院子里大步地散步。为什么要这样做？就是为了放松，为了促进阳气的生发疏泄，使身体和心情都放松，使各种开拓事业的想法都萌发出来。为什么要大步散步？我们说过，**身要动，身动则生阳，运动起来利于阳气的生发和疏泄。**

有人说早晨气温低，污染的空气如汽车尾气等都沉积在地面，空气质量不好，不应当早锻炼。

这不能一概而论，从大城市的街道角度来说，早晨空气质量不好，有一定的道理。但在广大的农村、山林、湖泊，以及城市的公园和周边的风景区，早晨的空气是清新的。而且《黄帝内经》是提倡早锻炼的，早锻炼利于阳气的生发疏泄。在中国传统体育锻炼中，出早操、练晨功，都是顺应自然规律和生命规律的。那么，是不是在春季提倡早锻炼，在其他季节就不提倡早锻炼了呢？

这就涉及另一个问题，就是阴阳中又有阴阳、五行中又有五行的问题。阴阳是无限可分的，比如白天为阳，上午为阳中之阳，下午是阳中之阴。夜为阴，但前半夜为阴中之阴，后半夜就为阴中之阳，这就是阴阳的无限可分。同样五行中又各有五行，五行也是无限可分的。《灵枢·顺气一日分为四时》中说："春生，夏长，秋收，冬藏，是气之常也，人亦应之。以一日分为四时，朝则为春，日中为夏，日入为秋，夜半为冬。"也就是说，**不管是什么季节，早晨的阳气运动特征都是生发疏泄的，所以为了顺应阳气的外展运动，我们一年四季的早锻炼都是不可缺少的。**

还有人说每天早晨要空腹喝800毫升以上的冷水，有利于通便、清肠、排毒、养颜。或者每天早晨用凉水短时间冲凉，有利于激发阳气的生发。按照《黄帝内经》的养生原则，这样做并不完全妥当。清晨空腹喝冷水，人体要把这些冷水变成和自己的体温一样而且利用起来，这需要直接消耗脾肾的阳气，也就是热能。

《黄帝内经》说过，"阳气者，若天与日，失其所，则折寿而不彰"，人体的阳气就像天空的太阳，如果没有太阳，整个地球的生命也就完结了，人体的阳气被损耗，健康也就不保了。我曾经遇到的几个病人，有慢性腹泻的，有过敏性鼻炎伴哮喘的，有容易感冒的，都是因为早晨空腹喝了一段时间的凉水而逐渐诱发的。大家可能觉得喝凉水拉肚子可以理解，为什么可以引起过敏性鼻炎和感冒呢？因为人体体表的阳气有温养肌肤、调节体温和防御外邪的作用，但是体表的阳气根源于肾，补充于脾胃，依靠肺的宣发输布于体表，空腹冷饮，直接损伤脾肾的阳气，使体表的阳气化生不足，于是就出现了抵抗力下降的容易感冒和过敏性鼻炎伴哮喘的病证。

人们常说**"春捂秋冻，百病不生"**，这实际是提示我们，在春季和早晨，保温是利于保护和促进阳气生发的。连衣服都要求适当多穿，你却在这个时段喝凉水、用冷水冲澡，这和春季里小苗刚刚出土，突然来了一场霜冻有什么区别？这样一说，大家就会明白，清晨是不应当冲凉水澡的。如果有人觉得冲凉水澡舒服，那可能是因为有阴虚阳亢的体质失调的问题。

还有人不提倡早锻炼，而提倡傍晚锻炼，其实到了傍晚，自然界和人体的阳气都在内收，如果进行剧烈的体育运动，使人体的阳气外发、兴奋起来，这就违逆了傍晚阳气内收的自然规律和生命规律，所以傍晚还是不要进行剧烈的运动为好。

我们接着看《素问·四气调神大论》里的话，"生而勿杀，予而勿夺，赏而勿罚"，要放生而不杀戮，要付出而不争夺，要奖励下属和他人，不要惩罚下属和他人，这是强调在思想上和行为方式上都要有向外疏散的精神。"此春气之应，养生之道也"，这就是顺应春天的保养人体的阳气生发疏泄的要领，"养生之道"的"生"字，是"生根发芽"的"生"，这里的"养生"两个字，是保养阳气的生发疏泄的意思。生发疏泄是阳气的阳性运动趋向，这就是"春夏养阳"的"阳"。

我们现在知道，**自然界每年的春季和每天的早晨都是以阳气的生发疏泄运动为主导，这在中医里就叫木气当令，也就是木气值班**。而人体的哪些器官气的主要运动特征是生发疏泄呢？那就是肝胆。肝胆的主要生理功能是主管全身阳气的生发疏泄，所以《黄帝内经》里说，肝胆"通于春气""肝主春""肝胆属木"，把肝胆也称为"肝木"和"胆木"。这就是"肝胆属木"本来的意思。

《素问·四气调神大论》里还有一句是"逆之则伤肝"，也就是，如果不按照我们上面所说的养生方法去做，就会影响肝气的生发疏泄。常言道，一年之计在于春，一日之计在于晨，就是说木气的生发疏泄，对自然界的一年和一天，对人的一年和一天，都是非常重要的。

知道了春季和早晨都是木气当令，是生发疏泄的木气值班，是肝胆之气的生发疏泄活动控制着整个人体的气的运动趋向，我们就很容易理解开头提到的那个躁狂抑郁症的女孩，为什么春季容易复发，为什么晨重夜轻。人体肝胆的疏泄功能，不仅仅是肝胆本身气的运动特征，而且对脾胃的升降、对五脏六腑的代谢、对精神情绪的调节，都有着调节控制和推动促进作用。反过来说，脾胃的升降、五脏六腑的代谢、精神情志的轻松愉快，对肝胆之气的生发疏泄都有着很强的依赖性。这种依赖性在什么时间段最强烈？春季和早晨。

到了春季和早晨，自然界的阳气开始生发疏泄，肝胆的阳气也开始生发疏泄，五脏六腑中大多数器官的新陈代谢，都要从冬季和夜间相对低迷的状态走向春季和白天相对活跃的状态，这也是对肝胆生发疏泄功能的依赖性最强的时段。一个肝胆阳气平素比较虚弱的人，到了应该生发疏泄的时段，却无力生发疏泄，就会出现全身脏器功能的抑制和精神情志的抑郁，郁闷焦虑、思维迟钝、欲望降低、重度乏力等症状也就都出现了。这就像在时间上，太阳已经升出了地平线，可东方的天空仍然是一片乌云，大地仍然活跃不起来一样。有的躁狂抑郁症病人就说过这样的话："我的心中就像乌云密布，胸闷心烦、不高兴。"这也就是那个患有抑郁症的女孩 3 年来总是春天复发、早晨加重的原因所在。我们可以用药物调补她肝胆的阳气、正气，促进肝胆的生发疏泄，同时还要驱散东方天空的乌云，用中医的话说，那就是化浊祛痰行湿，再辅以安心定志宁神。治疗 6 周，她的症状全部消失，继续服药 2 周巩固疗效，后来随访 2 年没有复发。

为什么过了夏天和中午以后症状就可以缓解呢？因为过了夏天和中午，自然界和人体的阳气开始内收下降，全身器官的代谢和精神情志的条畅，对肝胆生发疏泄的依赖性降低，所以即使肝胆阳气生发疏泄之力不足，也无关紧要了。这真是天人相应的体现呀！

那么对一般人，春季养生除了《素问·四气调神大论》中所说的那些原则和方法外，在饮食上还应当注意什么呢？这也要具体情况具体分析。

肝胆阳气不足、生发疏泄无力、有郁闷倾向的人，要适当多吃一些温性的、辛味的食物，如韭菜、香菜、大蒜、蒜苗、小葱、香椿、胡椒、花生、虾仁、青椒、辣椒等，因为温性食物可以助阳，辛味食物有疏散作用，可以帮助疏通气机。但是平素肝阳亢、肝火旺，很容易心烦易怒、着急上火的人，甚至总想找人吵架的人，就要适当选一些养肝阴、肝血，收敛肝气，防止肝气疏散过度的，偏凉性的、阴性的、酸味的食物，比如乌梅、西红柿、柑橘、橙子、柚子、木瓜、枇杷、山楂、橄榄、柠檬、石榴、青皮萝卜、芹菜、莴笋、油菜等。

关于五行中的木行，我们就讨论到这里。那么五行中的火、土、金、水又是怎么回事？它们与方位、季节、人体的脏腑又有什么关系？五行的生克是怎么回事，和我们的身体健康又有什么关系呢？下面我会接着和大家讲。

夏季如何合理养生

2008 年夏天，一位美国老朋友的孙子，中文名字叫李超的男孩来北京玩，我把他接到旅馆住下。那一天，北京的天气闷热异常，我告诉他："今天已经晚了，你在旅馆好好休息，明天我找学生带你先在北京市区玩玩，以后再安排其他活动。"第二天一早，李超给我打电话说，从半夜起，他感到发冷、发热、头痛，并且全身酸痛、恶心呕吐、肚子胀满、腹痛拉肚子，还有一点儿咳嗽，是不是水土不服？

李超生在美国，长在美国，祖父母和父母都是美籍华人，虽然中文说得不好，但我能听明白他的意思。我赶到旅馆，发现他的房间空调遥控器的温度设定在 18 ℃，这是遥控器上最低的设置，如果还可以再往下设置的话，他可能会设置得更低。垃圾桶里有多个冰激凌的空盒子。我摸了摸他的额头和皮肤，确实在发热。脉也很快，舌面上布满了白厚而腻的舌苔。我明白，他这是暑天过度贪凉饮冷，外感风寒邪气，内伤生冷湿浊。于是我就开了 2 剂中药，外散风寒，内化寒湿，基本是藿香正气散加减。他白天喝了 2 次药，晚上发热就退了，第二天早上又喝了 1 次药，中午就不再拉肚子了。

这就涉及夏季阳气的运动趋向和怎样养生的问题。

上文谈到春季是阳气的生发疏泄运动支配着自然界一切生物的生命活动，这叫木气当令，就是木气主时，五行中的木行，是指自然界阳气的生发疏泄运动趋向，养生应当顺应阳气的生发疏泄，通过改变生活行为方式，如减少睡眠、增加室外运动、调整心理和行为方式等多种手段，使人体的阳气也顺应自然规律而生发疏泄出来，这就是**养生要顺应自然规律和生命规律**的做法。

那么在夏季，是阳气的什么运动趋向主导着自然界一切生物的生命活动？这是五行中的什么行？人类在这个季节应该怎么养生？我们还是从五行的分类讲起。

"仰观天象"，斗柄指南，"俯察地理"，地面为夏，夏季气候炎热，于是在五行的分类中，就把方位的南方、季节的夏季、气候的炎热归属于同一个系统。在这个季节，人们观察到，植物的地面部分繁茂生长。

我曾经问过园林师傅："夏天葡萄的藤和叶子都长疯了，根还长不长啊？"他说："到了夏季，根就长慢了，根在春季就基本长好了。实际上在春季，植物都是先长根，后发芽的，如果根没有长好，就不能吸收足够的水分和营养，上面的叶子就发不出来，就展不开。到了夏季，主要是地面的部分繁茂生长。"

我们又联想到春末夏初，自然界那些动物，找朋友的、做窝的、为繁殖后代做各种准备的，很是活跃，大自然一派欣欣向荣、蒸蒸日上的景象。所以当古人看到这样的季节、这样的气候、这样的动植物的生长活动现象，就推测出在这个季节，是阳气的上升运动支配着自然界一切生物的生命活动。用什么样的字代表阳气的上升运动呢？用"火"字，这就是火行。因为火的特性是"炎上"的。

一年中夏季阳气的运动趋向以上升为主。在一天之中，哪个时间段的阳气以上升运动为主呢？《黄帝内经》中说是巳、午、未这三个时辰，也就是从上午9点到下午3点，并把这段时间叫作阳中之太阳。"太"就是大的意思，太阳就是大阳，是阳气最强大的意思。白天为阳，巳、午、未三个时辰内地面上接受太阳的光和热的强度最强大，所以称之为阳中之太阳。

《黄帝内经》中说："在天为气，在地成形。"在天是夏季和中午，火气当令，火行值班，阳气的上升运动主持自然界一切生物的生命活动。对于人，是哪一个成形的器官的气的主要运动特性和火行相应呢？《素问·六节藏象论》中说："心者，生之本，神之变也……为阳中之太阳，通于夏气。"就是心和夏气、火行是相通应的。"心者，生之本"，就是生命的根本，它主管全身的血液循环，血液循环给周身带来营养和热能，热能也就是阳气，这是生命的根本，就像万物生长靠太阳一样。《黄帝内经》把心比作君主之官，是皇帝、国家元首，是生命的主宰。"神之变"，是指心主管精神情志意识的思维活动，人在精神上一定要不断上进、不断进取，是上升的趋向，于是《黄帝内经》就把心和夏气、火行连在了一起。

在炎热的夏季如何养生？《素问·四气调神大论》中说："夏三月，此谓蕃秀，天地气交，万物华实。"就是从立夏起到立秋的前一天，经过6个节气，共90天，3个月的时间，这是阳气蕃秀的季节。"蕃"是生息繁殖、子孙昌盛的意思，可以引申为茂盛、兴旺，在这里指阳气兴盛。禾类植物抽穗叫"秀"，花卉植物开花或开出的花朵叫"秀"，草本植物结籽也叫"秀"。可见"秀"有显露、露出、向上突出的意思。要想突出，必须上升，所以，蕃秀就是兴旺、突出、上升的意思。"木秀于林，风必摧之"的"秀"，就是高出的意思。这里用了"蕃"和"秀"两个动词，描述夏季阳气兴盛、突出、上升的运动趋势。这个季节，天地气交，万物华实，由于天阳之气的蒸腾，地面上的水气上升为云，由于地阴之气的吸纳，天气下降为雨，天地之气相互交融，雨水丰富，而一切植物都在阳气上升运动的影响下，地面部分繁茂的植物生长、开花、抽穗、结果。万物华实，华就是开花，实就是结果。

人类怎样顺应夏季阳气的上升运动来养生呢？

"夜卧早起，无厌于日，使志无怒，使华英成秀，使气得泄，若所爱在外，此夏气之应，养长之道也。"

为了适应这一阳气兴旺上升的环境，人们在生活方面，应该比春季更晚些睡、更早些起。**减少睡眠时间，利于阳气的兴旺。**不要厌恶白天太长，不要抱怨天气太热，要使心情保持愉快而不要轻易激动和恼怒，"怒则气上"，发怒就容易使阳气的上升过头。"华英"在这里指精神，精神要像自然界的草木枝叶繁茂、开花、抽穗、结果一样，要向上、充沛、旺盛，春季时萌发的思想的火花、创造的灵感，在这个时候尽可能使它成长、发展并走向成熟。这都叫"使华英成秀"。夏天阳气盛于外，人体的代谢活动也比其他季节都旺盛，因而要使身体适当多出些汗，来保持体内的阳气通畅，代谢产物及时外排。天气虽然炎热，但不要长时间在阴凉的环境里休息和工作，要适当增加户外活动，保持一种对室外环境、对周围的事物特别喜爱的心态，也就是在心理和行为方式上，都要向外、向上，以顺应和适应"夏长"的调养原则与方法。

我们开头提到的李超，在炎热的夏季，出现了怕冷、发热、呕吐、拉肚子、全身酸痛等症状，这并不是中暑。在夏季，随着自然界阳气的上浮，人体的阳气也浮盛于外，出汗多，毛孔张开，而体内的阳气，包括脾胃的阳气，实际上是比较虚弱的，也就是阳气外盛内虚。在这种情况下，如果违背了夏季的养生原则，过度贪凉，很容易让寒邪从皮毛汗孔长驱直入；过度饮冷食冰，很容易伤害已经比较虚弱的脾胃阳气，造成了外有风寒、内有寒湿的情况。对于这种情况的治疗，并不是清热解暑，而是外散风寒，内化寒湿。古方藿香正气散就是为这种情况而创立的，其组合药物都是温性的。现在市场上的藿香正气水、藿香正气口服液、藿香正气软胶囊、藿香正气大蜜丸、藿香正气颗粒等，都是藿香正气散的现代中药制剂。

我曾在一家药店门外看到张贴的一张大幅广告，上面说"藿香正气水——防暑圣药，家庭必备"。**其实藿香正气水既不防暑，也不能治疗中暑，它是治疗暑天人们过度贪凉饮冷、外感风寒、内伤寒湿，出现身热畏寒、呕恶、腹泻的。**

在夏季，人们确实需要防止中暑。当自然界阳热之气亢盛、气温很高的时候，如果一个人在高温和热辐射的长时间作用下，环境温度超越了他自己身体的适应能力，就会出现体温调节障碍，水和电解质代谢紊乱，神经系统功能损害（在中医就叫心神受损），这就是中暑。暑热伤人，最容易耗气伤阴，中暑程度的轻重与预后的好坏有着密切的关系。如果在高温又不通风的环境下，出现头痛、头晕、口渴、多汗、四肢酸软、全身无力、注意力不集中、动作不协调、体温正常或者略有升高的症状，这就是先兆中暑，必须及时转移到阴凉通风的地方，补充水和盐分。可以喝糖盐水、吃大量西瓜、喝绿豆汤等，经过这样的处理，短时间内就可以恢复健康。特别注意，这个时候不要误用藿香正气水，它不解暑。

如果体温在 38 ℃以上，除头晕、口渴外，还有面部潮红、大量出汗、皮肤灼热，再进一步出现四肢湿冷，甚至发展到面色苍白、血压下降、脉搏增快，这已经是典型的中暑症状，但还算是轻症，除了上述的家庭临时处理方法外，要尽快送往医院，请医生处理，可以在几个小时内康复。

至于中暑的重症，情况就十分严重了，不及时救治，就会有生命危险。不同的情况，表现也不全一样。一般有高热、汗大出、口大渴、头晕头痛、心慌心跳、恶心呕吐、皮肤湿冷、血压下降、躁动不安、意识模糊，甚至昏厥、昏迷、四肢抽搐，一直可能发展到脑水肿、肺水肿、心力衰竭、肾功能衰竭，直到死亡。遇到重症中暑者，绝不可掉以轻心。

可见虽然夏季要促进阳气的上升，要多到室外活动，"若所爱在外"，但不能过头，尤其是夏季的中午。一年之中夏季阳气最亢盛，一天之中中午阳气最亢盛，两个阳气亢盛的时段相叠加，阳热极盛，在这个时间段，不仅要减少室外的活动，最好还要睡午觉，因为睡觉可以使人体的阳气潜藏下降，以抵御外界亢盛的阳热对体内阴气阴液的损耗。

随着人类科技的进步，人们创造了越来越舒适的生活和工作环境，空调这类家用电器改变了人类的生活条件，表面看起来生活是舒适了，随之却带来了新的健康问题。长时间在空调环境中工作、学习的人，因环境温度相对恒定，空气干燥而不流通，会逐渐出现鼻塞、打喷嚏、咽喉痒、咳嗽、头晕、耳鸣、乏力、记忆力减退、皮肤干燥、容易过敏、对外界环境温度适应能力下降等问题，他们衣服穿多了热，穿少了冷，容易出现感冒、胃肠不舒服、关节酸痛等症状。这类现象有人称之为"空调综合征"或"空调病"。

为了预防空调病的发生，应当尽可能减少开空调的时间，即使开也不要把温度开得太低，使室温和外界温度的差距不要太大，还要经常开窗通风换气，使人们适应自然温度，也就是做到《黄帝内经》中所说的"若所爱在外""无厌于日"。如果不按照这样的养生规律去做，而过度贪凉饮冷，就不利于人体阳气的壮大，还会损伤心阳心气，这就叫"逆之则伤心"。可见保养人体的阳气，既不能使阳热太过，也不能使阴寒太过，只有适中才是适宜的。

心阳不足，鼓动无力的人，常会心慌怕冷、胸闷胸痛、自汗气短、手脚发凉，在夏季，人体受到自然界盛大阳气的协助，这些症状都会减轻。而在这个时候用温补心阳的药物或食物，就会达到事半功倍的效果，如干姜、桂皮、薤白、浮小麦、炙甘草、茯苓、黄芪、红参等，作为饮食的辅料或者用来煲汤，大有益处。这也是《黄帝内经》中"春夏养阳"的含义之一。

但平素心阴偏虚、心火偏盛的人，容易心烦心悸、失眠多梦、手脚心热、潮热盗汗、舌红少津、脉象细数，在炎热的夏季，更要防止心阴受损，心火偏亢，适当使用滋阴养心、降火安神的食物或药物，应常用苦瓜、生地黄、酸枣仁、柏子仁、麦冬、丹参、玉竹、黄精、桂圆肉、百合、龟板、合欢皮、茯神等。

秋季如何合理养生

到了秋季，阳气的运动趋向是什么？属于五行中的什么行？又该如何养生呢？

"仰观天象"，斗柄指西，"俯察地理"，地面为秋，气候凉爽，空气干燥，于是在五行的分类中，就把西方、秋季和干燥归成了一类。人们观察到，这个时候树木的根须和枝叶干枯了，营养向果实、种子和主干内储藏。深秋给葡萄剪枝、施肥，把枝条和根须剪断、碰断，再也不会流出营养液了，因为营养已经向主干和果实储藏内收了。秋季的兔子拼命地吃，把身体吃得肥肥壮壮的，积聚营养准备过冬。秋季的熊食欲极好，体重猛增，是一年中最胖的时候，因为必须积聚脂肪、储备营养，为冬眠做准备。古人观察到秋季动植物这样的生长活动状况，于是就推测，阳气在秋季是内收运动，这控制着自然界一切生物的生命活动，于是在五化这一栏用了"收"字。用金属的"金"字，代表阳气的内收运动趋向，因为金属密度大，质量重，象征着收敛密集，这就是五行中的金行。

一年之中，秋季阳气的运动趋向是内收的。一天之中，下午3点至晚上9点，也就是申、酉、戌这三个时辰，阳气的运动趋向也是内收的。人体哪一个器官的功能和金行关系最为密切呢？《素问·六节藏象论》里说："肺者，气之本……通于秋气。"肺主气，司呼吸，把自然界的清气吸纳入体内，这是人体所需要的精华之气的重要来源之一，所以说肺为气之本。由于吸纳清气是肺最主要的生理功能，这和秋气、金行的内收趋向一致，所以肺和秋气相通应，和金行相通应。当然，肺也有把体内通过代谢的浊气排出体外的功能，吸清呼浊相辅相成，正体现了每一个器官的气的运动都存在着升、降、出、入的多种运动趋向，这就是五行中又各有五行。

秋季如何养生？《素问·四气调神大论》里说："秋三月，此谓容平，天气以急，地气以明。"秋季从立秋开始直到立冬的前一天，经过 6 个节气，3 个月，共 90 天。"此谓容平"，"容"就是容纳、包容、收容的意思，"平"就是平定、平静、平和的意思，这句话是在描述阳气由夏季的兴旺、上升的状态，转为内收、收容、平和的状态。萧瑟西风起，草木渐枯黄，这就是"天气以急"；庄稼已收割，大地露黄土，这就是"地气以明"。这时就要顺应阳气收纳运动的趋向来养生。《黄帝内经》里要求："早卧早起，与鸡俱兴，使志安宁，以缓秋刑，收敛神气，使秋气平，无外其志，使肺气清，此秋气之应，养收之道也。"

这时，人们应该早睡早起，以鸡上架时就睡，以鸡晨起打鸣的时候就起床。这和春夏相比较，增加了不少睡眠时间，目的就是为了利于阳气内收。"使志安宁，收敛神气，无外其志"，就是要求收敛心思，控制情绪，不急不躁，平静淡定，不要再像春季那样外展疏泄，像夏季那样兴奋活跃。这就像植物的枝叶，面对秋风已至，如果不赶快将营养收入主干内，以发新芽、长幼叶，就会受到秋季肃杀之气的惩罚一样。只有收敛神气，才能不被秋凉之气伤害，才能使肺气保持通利调畅。这都是和秋季相适应的，可以保养人体阳气内收的原则与方法。

"逆之则伤肺"，如果违背了这个原则，肺气就会受到伤害。从临床观察来看，秋冬两季确实是呼吸系统疾病多发的季节。秋季气候凉爽而干燥，而肺通过口鼻直接和外界空气相接触，如果不注意保养，就容易感寒伤燥，出现干咳少痰、口燥咽干、咽喉发痒、五心烦热、盗汗颧红、声音嘶哑等表现。这当然需要找医生诊疗，但平素适当食用鸭梨、甘蔗、百合、沙参、麦冬、玉竹、阿胶、天花粉、银耳、冬虫夏草一类的东西，可以保护肺阴、肺气，减少或减轻这些情况的发生。

有人建议，傍晚空气质量好，傍晚或者晚上是到室外运动锻炼的最好时间。**其实这和《黄帝内经》中秋季养阳气内收的思路并不符合。** 动则生阳，傍晚或者晚上大运动量的锻炼，容易使人体的阳气外展疏泄，而不利于阳气的内收。所以根据《黄帝内经》的养生理论，并不建议在傍晚或晚上进行剧烈的运动。

冬季如何合理养生

到了冬季，阳气的运动趋向是什么？属于五行的什么行？又该如何养生呢？

"仰观天象"，斗柄指北，"俯察地理"，地面为冬。在冬季，气候寒冷，万物深藏：埋在土里的种子，千万不能发芽，发芽就会被冻死；树木的小幼芽，千万别露头，露头就会被冻死；冬眠的动物，藏到山洞或树洞里，都冬眠了；古代的人类也过着早睡晚起，被叫作"猫冬"的生活。于是在五行的分类中，就把北方、冬季、寒冷、潜藏归为一类。古人认为在这个季节，阳气的潜藏下降运动支配着自然界一切生物的生命活动，并用"水"字来代表阳气潜降的运动趋向，称为水行。因为水行就下，水往低处流，阳气的下降潜藏运动趋向就可以用"水"字来代表。

人体哪个脏器和冬气、水行相通应呢？《素问·六节藏象论》里说："肾者，主蛰，封藏之本，精之处也……通于冬气。"肾是主管贮藏精气的，肾所贮藏的精华之气，一是来自父母的生殖之精，二是来自出生后脾胃所消化吸收的饮食精华，先天促后天，后天养先天，两者相结合以后藏之于肾。肾所藏的精气，由弱到强到盛到衰到竭的过程，主管控制了人一生的生长发育过程以及生育能力。由于肾是人体精华之气贮藏的地方，与冬季的阳气潜藏下降的水行运动趋向一致，所以说通于冬气的是肾，在五行分类中，把肾归属于水行。

冬季如何养生？《素问·四气调神大论》里说："冬三月，此谓闭藏。水冰地坼，无扰乎阳。"冬三月是从立冬开始，经历小雪、大雪、冬至、小寒、大寒，一直到立春的前一天，3个月，共90天。这是阳气内闭潜藏的季节，自然界的阳气深藏而阴寒之气很盛，表现为寒风凛冽、江河结冰、地被冻裂。这个季节，就不要扰动潜藏于体内的阳气了。怎么才能做到不扰动阳气呢？

"早卧晚起，必待日光，使志若伏若匿，若有私意，若已有得，去寒就温，无泄皮肤，使气亟（qì，屡次，一再）夺，此冬气之应，养藏之道也。"

为了顺应冬季阳气潜降的趋向，人们就要适当减少在外面的活动，要早睡晚起，等到太阳升起时再起床，才能避免寒气的侵袭，保持阳气的内藏。要使自己的思想情绪平静内敛，好像是有惊喜的隐私、意外的收获，内心无比恬然愉悦，但又不露声色。还应当注意躲避寒气、趋向温暖，不要使皮肤开泄而出汗，防止阳气的一再散失。这就是顺应冬气的养生方法、养藏的原则。

有一年初夏，一位30岁左右的女病人来门诊看病，那时人们都只穿一件单衣了，她却穿着厚厚的保暖衣和夹外套，既怕风又怕冷，而且汗出不止。起因是，在冬天的时候，她因关节酸痛、肌肉拘紧，到一家养生美容中心进行汗蒸，每天1次，连续蒸了2周，每次都是汗出淋漓。结果关节疼痛、全身拘紧的问题不但没有明显好转，反而遗留下了汗出不止、怕风怕冷的症状。为什么会是这样呢？因为在冬季连续出大汗，扰动了内藏的阳气，阳气多次外泄，消耗过大，导致了阳气虚衰，不能固表。我用温补肾阳、益气固表的方法，给她调治了3个月，才逐渐好转。类似的病人，我后来还遇到过多个。

"逆之则伤肾"，如果**在冬季违背了这个养藏的原则，就会损伤肾脏，**

使肾主藏精的功能受到影响。人们提倡冬季进补，主要是补肾的阴和阳。肾阳不足的，会表现为温煦功能不足，出现畏寒肢冷、腰膝冷痛、五更泄泻、小便清长、眩晕耳鸣、阳痿早泄、性欲减退、宫寒不孕、白带清稀、尿少水肿等问题。需要温补肾阳，当然要在医生的指导下进行，而食疗方面，鹿茸、鹿角胶、鹿肉、羊肉、牛肉、驴肉、虾子、红参、杜仲、紫河车等温性的助阳食物和药物，都可以选择。

肾阴不足的，会表现为滋养功能低下，出现头晕耳鸣、腰膝酸软、五心烦热、遗精盗汗、手足发凉、失眠健忘、多梦、精神萎靡、齿摇发脱、动则气喘、足跗水肿等问题。除找医生治疗外，食疗可选用熟地黄、山萸肉、何首乌、女贞子、枸杞子、玄参、龟板、鳖肉等。

在春季和秋季，要求顺应阳气的外展和内收来养生，在夏季和冬季要求顺应阳气的旺盛和潜降来养生，这就叫顺应规律。但当夏季极度炎热时，还要午睡防暑，冬季极度严寒时，还要去寒就温，这就是**趋利避害的养生原则。春季养阳气的生发，夏季养阳气的上升，这就叫"春夏养阳"，因为这都是阳气的阳性运动；秋季养阳气的内收，冬季养阳气的潜降，这就叫"秋冬养阴"，因为这都是阳气的阴性运动。**这就是《素问·四气调神大论》中"春夏养阳，秋冬养阴"的本义。后世和当代的养生家们对这句话有许多发挥，都可以供养生参考。

长夏如何合理养生

随着天空的斗转星移，地面上春、夏、秋、冬季节的更替，阳气的生发运动和上升运动、内收运动和下降运动，周而复始地交替变换，于是地面上的气候有了风、热、燥、寒的有序变化，植物有了生、长、收、藏的生命节律，动物有了生、长、老、已的生命历程。《黄帝内经》最初讨论这个规律的时候，只有四行，因为只有四季。《素问·四气调神大论》里讲的就是四气，而不是五气，春气"发陈"，夏气"蕃秀"，秋气"容平"，冬气"闭藏"。可是当四行和阴阳结合起来的时候，人们注意到，阳气的生发和上升运动属于阳性运动；阳气的内收和潜降运动属于阴性运动。**气的运动趋向由阳性转为阴性的时候，中间肯定会经过平稳的过渡**。这就像我们往空中扔篮球，当篮球升到最高点要转为下降的时候，会有短暂的停顿一样。这个过渡时段，**是在夏季的最后18天，《黄帝内经》中把它叫"长夏"**。

在长夏，阴雨连绵，暑热未退，秋风未至，人们有什么感觉呢？气候闷热潮湿，就像北京人所说的"桑拿天"。这个时候，植物已经开花结果，果实正在逐渐成熟，动物已经怀孕，胎儿正在逐渐长大，自然界的各种生物处于化育下一代的过程。于是就把"中央""长夏""湿""化"归为一类。这个时候，阳气的上升运动和下降运动相均衡，外展运动和内收运动相均衡。阳气的运动处于相对平稳的状态，古人用"土"字来代表这种运动状态，因为土壤如果没有外力的作用，人们是看不到它的运动的。于是，就有了五行。

人们又意识到，不仅是夏末阳气的运动是相对平稳的，当阳气的运动由春季生发转为夏季上升的时候，由秋季内收转为冬季潜降的时候，由冬季潜降转为第二年春季生发的时候，都有一段相对平稳的过渡，分别是在春季、秋季和冬季的最后18天，于是古人又有了**"土旺四季"**的认识。

不过，《黄帝内经》里并没有直接说"土旺四季"这四个字，《素问·太阴阳明论》里说："脾者土也，治中央，常以四时长四藏，各十八日寄治，不得独主于时也。"意思是说，脾在五行中属土，处于中央的位置，通常是在春、夏、秋、冬四季来辅助肝、心、肺、肾四脏功能的，在四季中各主管18天的时间，并不单独主管一个季节。于是后来的人将这句话总结为"土旺四季",但这里四季的"季"字,不是季节的"季",而是孟、仲、季的"季",孟、仲、季是对季节早、中、晚的排序,孟春是早春,仲春是春季的中间阶段,季春是春季的最后阶段。所谓"土旺四季",是指在春、夏、秋、冬四个季节的最后阶段,也就是季春、季夏、季秋、季冬这四个"季",都是土行占主导地位、主持工作的时候。4 个 18 天合起来是 72 天,其他四行各主管 72 天,5 个 72 天,正好是360 天,是斗历、星历的一年。但在《黄帝内经》里只有长夏,没有长春、长秋、长冬这样的名称。因为长夏最能代表土行平稳、稳定的特征。

我们曾经引用过《黄帝内经》里的话,"五气运行,各终期日""五运更治,上应天期",意思是说,阳气的五种不同运动趋向或者状态,各自主管的时间,是有固定天数的。这个固定的天数,现在就有了答案,就是 72 天。

说土行居于中央,不是指斗柄的指向,而是指长夏处于一年的中间阶段。人体和土行通应的是哪些脏器?其实前面已经有了答案,"脾者土也,治中央"。《素问·六节藏象论》中说脾胃为"仓廪之本……通于土气",《藏气法时论》说"脾主长夏",都说明脾胃与长夏的土行相通应。食物由胃到肠,一定要通畅下行,这叫胃主降浊。食物的营养物质和水液通过脾吸收以后向上输送到心肺,通过血液循环输布全身,这叫脾主升清。降浊和升清相辅相成、平衡协调,才共同完成了食物的消化吸收过程,才能化生气血,供应全身应用,所以说脾胃为气血化生之源,人体后天之本,并把它们比喻为管理粮仓的官员。

长夏是夏季的最后阶段,自然界闷热潮湿,人体阳气仍然是浮盛于外,而体内的脾胃阳气相对不足,人们在这个时候又喜好贪凉饮冷,使脾胃负担更重,于是就造成了呕吐、腹泻等脾胃疾病的高发。所以**长夏的养生,重点是饮食清淡、易消化,少吃生冷护脾胃**。

至此我们就可以明白,五行分类中的东、南、西、北、中五方,春、夏、长夏、秋、冬五季，风、热、湿、燥、寒五气，生、长、化、收、藏五化，木、火、土、金、水五行，肝、心、脾、肺、肾五脏等的相配，是"仰观天象，俯察地理，中知人事"得来的。

五行之间又有什么关系呢？能不能用五行解释所有的问题呢？请看下一章。

第九章

看五行生克，
抓养生要领

本章精彩看点

什么是五行的相生？什么是五行的相克？

五行生克关系有什么规律？为什么连《黄帝内经》的解释也出现了偏差？

为什么说"地球上的任何一个事物都要受五行这一自然规律的支配"？

"虚则补其母，实则泻其子"的方法对日常养生保健有什么用？

如何利用五行相克关系为日常养生保健服务？

如何解释五行的生克关系

多年前，几位美国和加拿大的客人来北京参加一个学术会议，会议结束后，大会组委会安排他们游览。他们兴致勃勃地游览了颐和园、故宫，又来到中山公园，在中山公园五色土的台子上，他们好奇地问翻译，那五种颜色的土代表着什么，翻译说代表着五行，青色代表木，红色代表火，黄色代表土，白色代表金，黑色代表水。翻译毕业于一报名牌外语大学，是组委会为了接待这几位北美客人临时请来做兼职翻译的。

翻译继续用流畅的英语讲着："中国古人认为大自然是由木头、火焰、土壤、金属和水五种材料杂合起来构成的，这叫五行。五行之间，通过生克的调节和控制，保持着平衡和协调。水浇树木，树就可以旺盛地生长，这叫水生木；木头燃烧就会着火，这就是木生火；一切东西经过燃烧后就成了灰土，就叫火生土；金属矿藏是从土壤里挖出来的，这叫土生金；钢铁一类的金属在高温炉里可以化成钢水、铁水，这叫金生水，这就叫五行的相生。五行之间还有相克的关系：金属做的斧头可以砍断木头，这叫金克木；树木的根可以深深地扎入土壤，这叫木克土；土筑起的堤坝可以阻拦河水，这叫土克水；水可以浇灭火焰，这叫水克火；火可以融化金属，这叫火克金。"几个老外都听傻了，有一位年轻人突然问："铁在高温炉里融化成铁水，这叫金生水，用铁水浇树，结果会怎样，还可以生木吗？"翻译支支吾吾地说："你不能那样机械教条地来想这个问题……"

其实五行的本义既然不是指具体的材料和物质，五行的生克关系也就不应当用五种材料和具体的东西之间的关系来解释，而要用阳气的不同运动趋向之间的关系来解释。

五行为什么能够年复一年地保持着有序的稳定的交替变化？古人考虑到五行之间应当有相互养助和相互制约的关系——相养、相助就是**相生**；相抑制，相制约，就是**相克**。有相生就不会导致某行的不足，有相克就不会导致某行的太过，从而就建立了五行生克的学说。

五行相生相克有什么规律

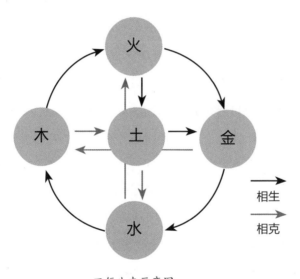

五行生克示意图

生克的次序或者说规律是什么呢？

西汉董仲舒在《春秋繁露》里说："天地之气，合而为一，分为阴阳，列为四时，判为五行。行者，行也，其行不同，故谓之五行……比相生而间相胜也。"

这句话的前半段，在讲阴阳的时候，我已经引用并解释过。这里只讲后半段，董仲舒的意思是，自然界有了四季，就有了阳气的五种不同运行趋向或状态，这就是五行。为什么叫行，就是因为阳气的运行趋向不同，所以叫行。五行之间的生克次序是什么呢？**比相生而间相胜**。比就是相邻，间就是相间隔。相邻的季节相生，相隔的季节相胜，这就是相克。

春季过去是夏季，春季木行的生发疏泄，为夏季火行的上升提供了前提，创造了条件，这叫**"木生火"**。如果今年春季气温比通常年份要低，植物的根长得不好，枝叶长得也不好，也就意味着木行生发疏泄不足，就会影响到夏季植物的生长，这叫木行不足，《黄帝内经》中称作"不及"，就不能很好地养助火行，木不生火，火行就会不足。

秋季金行的内收运动，使植物的种子成熟，果实饱满，使植物主干的木质化程度提高，这就为冬季种子、果实、枝条的潜藏过冬提供了前提，创造了条件，这就叫**"金生水"**。如果秋季金行的内收运动不足，种子和果实没有成熟，营养储备很少，枝干木质化程度很低，在冬季就经受不起严寒的考验，就不能很好地潜藏，很容易被冻死。这叫金行不足，或者说金行不及，不能很好地养助水行，金不生水，水行就会不足。

冬季水行的潜降，为种子、果实、枝干蓄积储存了能量，这就为下一年春季木行的生发疏泄，使植物更好地生根、发芽，提供了前提，创造了条件，这就是**"水生木"**。如果冬季水行潜藏不足，能量有过多的消耗，甚至已经被冻得半死，显然就会降低对下一年春季木行生发疏泄支持的力度，导致木行的生发不足，这就是水行虚，水行不及，不能很好地养助木行，水不生木，木行就会不足。

其他以此类推。可见五行之间，是按照季节的次序相生的。春、夏、长夏、秋、冬有序更换，木、火、土、金、水五行依序相生。有相生，就不会导致某行的不足。

但如果某行的运动太过，也会打乱五行间的平衡和协调，这就需要有五行之间相制约的机制，这就是五行的相克。如果春季气温较平常年份过高，木行太旺，生发疏泄过头，《黄帝内经》称之为"太过"，植物的根长得太疯，枝条也长得太疯，到了夏季火行的上升运动也就可能太过，这样植物的生长就可能失控。为了保证木行的生发疏泄不要过度过头，就需要有制约的机制，木行的生发疏泄靠什么来制约？靠金行的内收运动来制约，这就叫**"金克木"**。也就是秋季的金行隔过冬季的水行，制约春季的木行，防止木行太过。这就是董仲舒所说的"间相胜"。

夏季，火行的上升运动太过头了也不行。有一年夏季，夜里下雨，白天晴，雨水丰富，阳光充足，这非常利于植物的生长，按理来说，我种的葡萄应当硕果累累。可是我看到枝条和叶子茂盛地疯长，一串串小葡萄却纷纷枯萎掉落，我不知道这是怎么回事，赶快找来园林师傅。师傅说枝叶长疯了，营养都向枝条顶端输送了，果儿就坐不住了。得赶快把它的"脑袋"剪了，控制它的长势。这就是用下降的水行来制约上升的火行，把火行的上升运动控制在一定的水平，不要长疯，不要上升得太过头，这就叫**"水克火"**。也就是冬季的水行隔过春季的木行，制约夏季的火行，使火行上升不要太过。其他以此类推。

《素问·六微旨大论》里把这种情况叫作"亢则害，承乃制，制则生化"，意思是说如果某行的运动趋向太过，就会导致祸害，这就需要用能够克制它的行来制约、控制它。每行都能够得到制约，使它在正常范围内运动，这样才能够继续生化万物。

前文所说的那个兼职翻译，从五材的角度来解释五行的生克。其实这个误解并不是由他开始的，这应当和《素问·宝命全形论》里所说的一段话有关。这段话说："木得金而伐，火得水而灭，土得木而达，金得火而缺，水得土而绝。"这是用形而下的器来解释形而上的道，当然是不能自圆其说的。但它的后面还说，"万物尽然，不可胜竭"，仍旧希望把这个规律再上升到形而上的道。

为什么《黄帝内经》这样的经典出现了这样的问题？因为《黄帝内经》毕竟不是一个人写的，何况在古代，五材和五行的概念原本也是并存的，个别作者借用了五材之间的关系来比喻五行之间的生克，并希望把这个关系推广到普遍规律上，是可以理解的。

遗憾的是，这种五行生克原理的解释普遍流传，至今竟是积重难返，阻碍了人们对《黄帝内经》里五行和五行生克本义的理解。

五行是道，是无形的自然规律；五材是器，器皿的器，是有形有质的具体物体。无形的规律可以化生有形的物体，有形的物体可以证验无形的规律。能用无形的规律来解释有形物体生、长、化、收、藏和生、长、壮、老、已的生命节律，不能用有形的物体之间的关系来解释无形的规律之间的联系。所以用五种物体或材料之间的关系来解释五行的生克，就是用形而下的器解释形而上的道，肯定是不能自圆其说的。这也就是五行和五行生克的理论多年来被人诟病的原因所在。而这样的解释，原本就是对《黄帝内经》里五行本义和五行生克的曲解。

我们看看古代医学家是怎样认识五行生克的吧。清代医学家黄元御在《四圣心源》里说："其相生相克，皆以气而不以质也，成质则不能生克矣。"黄氏所说的"气"，就是指阳气的运动趋向，"质"则指具体的材料、物质。黄氏进一步说："相克者，制其太过也。木性发散，敛之以金气，则木不过散；火性升炎，伏之以水气，则火不过炎；土性濡湿，疏之以木气，则土不过湿；金气收敛，温之以火气，则金不过收；水性降润，掺之以土气，则水不过润。皆气化自然之妙也。"

意思是说，相克就是制约控制，以防止某行太过的意思。木行的特性是发散的，用具有收敛特性的金行来控制它，它就不会过度发散。火行的特性是上升炎上的，用具有下降趋势的水行来制约它，它就不会过度上炎。土行的特性是濡湿的，用具有发散趋势的木行来制约它，它就不会过度濡湿。金行的特性是收敛的，用具有温暖上升趋势的火行来制约它，它就不会过度收敛。水行的特性是下降润泽的，揿和以平稳的土行来控制它，它就不会过度沉降润泽。虽然在有些细节和用词上与我在前面的解释有所不同，但精神是一致的，**基本都是从气的运动趋向之间的制约关系，来认识五行相克的。**

五行有相生，就不至于导致某行的运动趋向不足；五行有相克，就不至于出现某行的运动趋向太过。

生克制化，就使五行之气由生发到上升，由上升到平稳，由平稳到内收，由内收到下降，由下降到来年的生发，保持了年复一年的有序、协调的交替运动。经过亿万年的演化，化育了万紫千红、千姿百态的生命世界。所以，所有的生命都被打上了五行的烙印，这就是"道"，这就是化育生命的自然规律。化育生命的自然条件实际是阴阳之下的进一步细化。

"虚则补其母，实则泻其子"

《黄帝内经》把五行和脏腑相关联和匹配，于是脏腑之间也就有了生克的关系。相生关系，也叫母子关系。生我者为母，我生者为子，于是在治疗疾病的过程中，就有了**"虚则补其母，实则泻其子"**的方法。这句话见于《难经》，《难经》是一部古代医籍。"虚"是指正气不足，这在《黄帝内经》里称作"精气夺则虚"。"实"是指导致疾病的邪气盛，这在《黄帝内经》里称作"邪气盛则实"。正气是指人体的生理活动能力、抗病能力和得病以后的康复能力。邪气是指所有的致病因素，比如外来的风、寒、暑、湿、燥、火，内生的风、寒、湿、燥、热，脏腑功能失调所产生的痰饮、水湿、瘀血、食积等，都叫邪气。

我在临床上经常遇到一些年轻女孩，下颌部和嘴周围痤疮反复发作，迁延不愈，月经错后，经量很少，经常腰酸腿酸，烦躁易怒。中医辨证为肾阴不足，肝血虚亏，虚火上炎。治疗采用补肾阴、养肝血、引火归元的方法。为了加强补肾阴的效果，还要加用补肺阴的药，因为肾属水，肺属金，金生水，肺为肾之母。在这里补肺阴，就是依据"虚则补其母"的原则，也叫**金水相生法**。

肺结核的病人，咳嗽咯血、消瘦气短、五心烦热、潮热盗汗、两颧发红、舌红口干，这是一派肺阴虚的症状。中医治疗必然要养肺阴、清虚热。可是一定还要配用补脾胃、调脾胃的药物，脾胃属土，肺属金，土生金，土为金之母，治疗肺病虚证兼用补脾胃、调脾胃的药物，叫作**培土生金法**，这样才能提高疗效。

肝阴、肝血不足，不能制约肝阳、肝火，人出现眼睛干涩、头晕目眩、胁痛隐隐、急躁易怒、血压升高的症状，在养肝阴、养肝血、清肝火的基础上，配用养肾阴的药，就可以提高疗效，这叫**滋水涵木法**。就是用补肾阴的方法来协助肝阴，达到制约肝火肝阳的作用。这也是"虚则补其母"。

有没有"实则泻其子"的治法呢？有。一位老朋友打电话对我说，他的小儿子是搞电脑电器修理的，最近又辞职了，让我帮忙留意找一份工作。后来，我偶然遇到某企业老总，说他单位计算机中心缺少维修人员，我提起了老朋友的儿子，这位老总很高兴想见见面。当我把这个消息打电话告诉这个年轻人的时候，他说："郝叔，我不去应聘，我现在在家里帮人修电脑，每个月就可以有 4 万元的收入。"我听了很高兴，这真是长江后浪推前浪，一代更比一代强。于是就打电话给老朋友说："您儿子在家帮人修电脑，每月可以有 4 万元的收入，您不用担心他。"电话那头足足沉默了 1 分钟，传过来一句话："他又犯病了。"我这才意识到，他儿子患有躁狂症。

躁狂症和抑郁症的表现正好相反，发作的时候情绪高涨，盲目乐观，喜不自胜，思维敏捷，动作迅速，语言流畅，睡眠减少，精力充沛，自我感觉特好，但烦躁易怒，常发脾气。可能有人会说，这不是一个牛人、强者吗？其实这是一种病态，只是他在这个阶段自我感觉良好，目空一切，仔细听他说的话，常有吹牛撒谎、自高自大的现象。这个小伙子说在家帮人修电器，月收入 4 万元，是吹牛撒谎、夸大事实。真的工作起来却没有毅力，注意力集中不了，工作效率低，所以连续辞去几个单位的工作。

过了几天，老朋友带他小儿子来找我看病。我辨证为肝郁化火，痰热内扰，用了疏肝、清肝、化痰、降火的药，并加用清心、宁神的药。他服药后症状逐渐改善。原本是肝郁化火，痰热内扰，在泻肝化痰的同时，为什么要加用清泻心火的药？因为肝属木，心属火，木生火，心为肝之子。在泻肝胆郁火的同时，配用泻心火的药物，就叫"实则泻其子"，可以提高疗效。

地球上任何事物，都受五行规律的支配

我们已经注意到，自然界的一草一木处处都有阴阳的烙印——任何一片植物的叶子都有阴阳两面。五行的烙印同样是无处不有、无处不在的——树木的年轮，就是五行打上的烙印。春季以木行的生发为主导，于是在春季生长的树木的细胞开始变大；夏季以火行的上升为主导，夏季生长的树的细胞变得最大，秋季以金行的内收为主导，秋季生长的树

木细胞开始变小；冬季生长的树木细胞就变得更小，甚至没有新生细胞的生长。细胞大的时候，密度低，颜色浅；细胞小的时候，密度大，颜色深，这样就留下了四季的季轮，季轮叠加起来，就是一圈年轮。

岂止树木上有年轮，大鱼的鳞片上也有年轮，乌龟的贝壳上同样有年轮。我们吃过黄花鱼，黄花鱼的头颈部有两块硬硬的骨头，这就是耳石。有这个特征的鱼，都属于石首鱼科。有人研究石首鱼那两块坚硬的耳石，用电子显微镜观察发现，不仅有年轮、季轮、月轮，还有日轮。如果这条鱼在某一天遇到的是风平浪静的环境，食物丰富，吃得饱，伙伴多，玩得高兴，它的日轮就是宽宽的、亮亮的；如果某一天遇到的是狂风恶浪的环境，没有食物，它又漂落到一个孤苦伶仃的海湾，没有朋友，紧张、焦虑、孤独、恐惧、饥饿，结果这一天的日轮就是黑黑的、窄窄的一条线。根据这条鱼头部那两块耳石的日轮，就可以把这条鱼一生所在海域的"气象日记"重写出来，这真是岁月留痕啊！

在人的一生中，不可能都是一帆风顺，不管我们在生活和工作中遇到什么样的艰难困苦，我们都要保持一种淡定的心态，理智地面对，用我们的智慧去化解和克服一切，把一切困苦看成是对我们心智的考验、对我们身心的历练，在我们生命的进程中，每天留下的都让它是一条条宽宽亮亮的光明记录，而不是一条条窄窄黑黑的苦难痕迹。

有一次在新加坡，有人问我："老师，我们这里靠近赤道，没有分明的四季，所以也就没有五行吧？"我说："你们这里的树木有年轮吗？""有呀！"我说："有年轮就有五行，甚至连南极洲的冰层都有年轮，都有五行的烙印，你们这里怎么可能没有五行呢？**地球上的任何事物，都要受五行这一自然规律的支配。**"

但我要说明的是，自然界五行之气能有序交替、稳定运行，根本原因并不在于五行之间存在着生克制化的关系，而在于太阳光照和热辐射的相对稳定，在于地球绕太阳公转时，与太阳的距离和地面的温度周期性变化的相对稳定。所以在**研究自然规律时，如果强调生克制化关系，是自然界五行之气不亢不衰的内在原因，显然是没有抓住问题的本质。**但是在研究一个具体生命体内部气机的运动关系时，比如研究人的脏腑之间的生理病理关系时，五行的生克制化关系则是有用处的。

如何利用五行相克的原理来养生

上面几个例子，是从五行相生的角度来确立的治疗原则。也有不少治病的策略和思路，是从五行相克的角度出发的。

中医在治疗肝胆病的时候，一定要注意调补、保护脾胃。《难经》和《金匮要略》都有类似的说法——"见肝之病，知肝传脾，当先实脾"。肝胆属木，脾胃属土，木是克土的，肝胆的病也最容易影响脾胃的功能，肝炎、胆囊炎、胆道结石发作，都会出现呕吐和拉肚子。见到肝胆病以后，就可以预知它最容易影响脾胃的功能，所以在治疗肝病的同时一定要配合健脾和胃的药。一位外地来京看病的老先生，患有肝内胆管多发性泥沙样结石，每月总要高热发作两三次，伴有呕吐和拉肚子，每次必须到医院输液治疗七八天。就这样连续 2 年，人很虚弱和消瘦。当地医生说，只有换肝脏才可以有效。我给他开了两张方子：一张是急性发作的时候，用于疏肝利胆、荡涤瘀结、排石退热的；一张是平常没有急性发作的时候，用于疏肝利胆、和胃健脾，调整肝胆脾胃功能的。取药后，他第一次发作时，照第一张方子服用了 3 剂，其后用第二张方子，居然 3 个月没有急性发作。后来的一次发作，程度和持续时间也大大减轻，没有到医院输液，发热就退了。此后近 1 年，他再也没有出现急性发作，体重和体力随着也都增加了。

这是**从肝胆病的角度来看，治疗肝胆的疾病时，不要忘了保护脾胃。**

如果从脾胃疾病的角度来看，治疗脾胃的疾病时，又不要忘了疏理肝胆。慢性胃肠炎的病人，中医称之为脾胃疾病。病人生气或者情绪波动后，就会出现恶心、呕吐、嗳气或者拉肚子，这种脾胃病，是肝胆之木与脾胃之土相克太过造成的。这其中又要具体情况具体分析，可能是肝胆之气太旺，欺负了脾胃；也可能是脾胃之气太虚，被肝胆所欺负；还可能是肝胆旺、脾胃虚同时存在。这些都可能造成相克太过。**相克太过，以上欺下，这又叫相乘。**这个时候，就要泻肝胆、补脾胃，也叫扶土抑木。当然要看具体情况：如果肝胆太旺，就叫木旺乘土，治疗就以泻肝胆为主；如果脾胃太虚，就叫土虚木乘，就以补脾胃为主；如果肝胆旺和脾胃虚同时存在，泻肝胆、补脾胃就要同时进行。**由这个思路建立起来的治疗法则，有疏肝健脾法、平肝和胃法、调和肝脾法、利胆和胃法等。**

有没有以下犯上的现象存在呢？当然有，**这叫反克，反克就是以下犯上，**这种情况也叫相侮。比如金本应克木，可是当肺气太虚，肝火太旺的时候，就可能会出现反克，这叫**木火刑金，**或者**木旺侮金。**

宋朝的时候，宋徽宗有个受宠的妃子得了咳嗽，咳嗽剧烈，连觉都睡不着，脸面肿得像盘子一样。皇帝下诏让李防御给他的爱妃治疗。防御原是官名，是防御使的简称，后来逐渐成为对士绅，也就是有钱人或者知识分子的尊称，和员外、朝奉这样的称谓相类似。所以我在这里把李防御称作李先生，而不称李太医或者李御医。宋徽宗还要求李先生签下"霸王条款"，如果他开的药在三日之内没有效果，就要把他杀掉。李先生把该用的方法都用了，还是没看到效果，他真的感到已经无计可施了，于是和他的妻子面对面流泪，担忧命将不保。

就在这时候，忽然听见院墙外传来一声吆喝："卖咳嗽药喽！一文钱一帖，吃了当晚就能睡觉了！"李先生赶紧让家人到外面买了十帖，回来一看，药是淡淡的蓝绿色的粉末，并不知道是什么成分。李先生担心药性猛烈，皇妃如果经受不住出现拉肚子，那就糟糕了。于是就把三帖合在一起，自己先试着一次喝下。喝过之后，并没有出现他担心的不良反应，就放心地把三帖合为一帖，带到皇宫里给那个妃子服用，嘱咐这一帖药分作两次服下。当天晚上，皇妃的咳嗽就停止了，到第二天早上，脸上的水肿也消了。皇帝十分高兴，赏赐给李先生不少金银财宝、丝绸锦缎。

李先生突然想到，病人的病是好了，但是万一皇帝问开的什么方子，自己不能回答，那不是很糟糕的事情吗？于是赶紧让自己的家人到外面找那个卖药的人，找到后请他到家里喝酒，并表示愿意用一百两银子买他的配方。卖药的人说："方子不复杂，就是用海蚌粉放在新瓦上炒得通红，再拌上一点青黛而已。""请问这个方子是哪位高人传授给你的啊？"卖药的人说："我年轻的时候当过兵，年纪大了，自然就要退伍。我的主帅看我没有家室子女，就传给我这么一个方子，也很容易制作，我就靠着卖它来挣钱糊口，度过余生。"于是李先生出钱，妥善安置了这位卖药的老人，使他能够安度晚年。

这个方子就是**黛蛤散**。黛是青黛，有泻肝经实火、散肝经火郁的功效。蛤是海蛤壳，也有人叫它海蚌，有清热化痰、软坚散结的功效。为什么治这位皇妃的咳嗽，用黛蛤散有效？因为这位皇妃的咳嗽是由于肝火犯肺引起的。她虽然是皇帝的宠妃，但后宫争宠的勾心斗角从来就没有停止过，皇妃自然会有肝气郁结、气郁化火的问题。本来应当是金克木的，现在肝火太盛，以下犯上，反克肺金，就变成了木旺侮金，也叫木火刑金，于是就导致了咳嗽不止。如果只是从肺来治疗，常常疗效不好。这个时候用青黛清泻肝火，用海蛤壳化痰，叫作佐金平木。就是辅助肺的收敛，制约肝气的过度散发，使咳嗽得以痊愈。

在五行相克中，水是克火的，水行以下降运动来制约火行的上升运动，使火行的上升运动不要太过。看起来上升和下降是对立的，水与火是相互不容的。实际上健康的人体，是水火既济，心肾交泰的。健康人的心火，就是心阳，要下交于肾，助肾阳以温暖肾水，使肾水不寒。肾水，就是肾阴，要上奉于心，助心阴以制约心阳，使心火不亢。这就叫水火既济，心肾相交。处于这种状态的人，白天精力充沛，夜间睡眠香甜，觉醒和睡眠交替，兴奋和抑制交替，和大自然的昼夜交替规律同步，这就是健康人的特征之一。一旦肾阴肾水虚亏，或者心阳心火过亢，就可能出现"心烦不得卧"，越烦越睡不着觉，越睡不着觉越烦，这就叫心肾不交，火水未既。治疗就要泻心火补肾水，在中医还把这个治法叫"泻南补北"。讲到这里，我想大家就可能会问：这里的南和北代表的是什么？这里的南北显然是根据五行的分类，用南代表心火，用北代表肾水。

可见五行相克，在中医辨证论治中，也是经常用到的理论。

我们在讲养生要养心的时候，提到**以情胜情法，是用于调节情志的，也是从五行相克来思考和处理问题的**。当时我们引用了《黄帝内经》里所说的"怒胜思、思胜恐、恐胜喜、喜胜悲、悲胜怒"，这个思路也是根据五行相克和五脏与情感相关的理论来分析和应用的。

临床上依据五行生克的规律确定治疗方法有一定的实用价值。但是，我要说明，**并不是所有疾病的治疗都能遵循这一规律，所以不能机械地生搬硬套五行的生克循环**。也就是说，在临床上既要正确理解掌握五行生克的规律，又要根据具体病情进行辨证论治。

五行是指气的升降出入运动趋向，是控制一切生物生长化收藏、生长壮老已过程的自然规律，是古人通过观察自然现象得出来的自然科学结论。虽然在中医学的方方面面得到应用，但事物的复杂性远远不是只凭五项大的分类和五大类之间的生克关系就可以解释得尽善尽美的。脏腑之间更复杂的关系，直到今天我们人类对它的了解还是十分局限和肤浅的。因此，我们**千万不要把五行教条化**。

在五行分类中，五行把东南西北中五方、青赤黄白黑五色、酸苦甘辛咸五味，分别归属于五大系统，把脏腑和皮肉筋骨脉五体、目舌口鼻耳五官、泪汗涎涕唾五液也分别归属于五行，这样归类的原理是什么？在养生保健中有没有实际意义呢？请看下一章。

第十章

谈五行搭配，
看养生启示

本章精彩看点

五行和方位、方向究竟有什么联系？为什么说离开北半球就不见得正确？

如何利用五行与方位、方向的联系为健康服务？

为什么"心病者，面南练功；肾病者，面北练功；肝病者，面东练功；肺病者，面西练功"这种说法没有实用价值？

五行与五色有什么联系？大家容易有什么错误理解？

五行配五味究竟是怎么来的？对养生保健有什么启发？

肾与生命的关系是怎样的？

为什么说不能教条化地把五行运用于养生保健？

五行和方位、方向究竟有什么联系

《黄帝内经》运用"仰观天文，俯察地理，中知人事"的观察方法，按照四季阳气运动趋向的变化分为五行，并进而把自然界的许多事物和人体的组织器官分了五大类，这种分类影响到了中华传统文化的方方面面。这些分类有什么实用价值？我们今天应当怎样评价？想说清楚这些问题，确实很困难。

先谈谈五行和方位、方向的问题。我们清楚地知道，决定五行有序交替运行的根本原因，在于太阳光照和热辐射的稳定性、地球绕太阳公转的稳定性，致使地面上四季温度变化的有序性，并不在于北斗七星的指向。北斗七星的指向，只不过是处于北半球的华夏先人观察天象的参照物罢了。到了南半球，同样也有春、夏、秋、冬四季，也有植物生、长、化、收、藏的生命节律，也有木、火、土、金、水五行的有序运行。而南半球的季节和北半球相反，澳大利亚的春、夏、秋、冬，是中国的秋、冬、春、夏，如果按照北斗七星的指向来说，那里春、夏、秋、冬分别和西北东南相对应，显然我们不能把五行和方位的搭配看成是僵化的放之四海而皆准的真理。也就是说**五行和五方的归属，是我国地域文化的产物。离开这个地区，离开北半球就不见得正确。**

据说有人解释，**中国皇帝的金銮殿和宝座为什么坐北朝南呢？**因为皇帝老婆多，要保肾，肾是属水的，水对应的是北方，所以要背北面南。

其实，中国皇帝的金銮殿和宝座坐北朝南，一是因为太阳在南面的天空，二是因为我国主要山川河流是东西走向，寒流冷风主要从北方的西伯利亚吹来。**朝南的建筑既向阳又背风，利于人体的健康，并不是为了保肾。面向阳光，还寓有正大光明的意思，叫作"正房"。**

因此，人们在建筑的设计上和在阴宅的定位上，都要认真测量确定方位，这是与中国特定的地域、地形（包括山川河流）和气流的走向有关的，也就是和风水相关的，和五行分类中的五方与五脏的搭配已经没有关系。

在南半球，正房就要坐南朝北了，因为太阳在北边，背南面北为正房，面朝北方是面向光明，你不能就此认为，南半球的人是为了保心，盖房子才背南面北的。

即使是在中国，正房和庙宇的朝向也并不一定都朝南。宁夏贺兰山东麓所有的正房和庙宇都背西面东，因为贺兰山在宁夏境内是南北走向的，东面穿过开阔的平地就是黄河，黄河在这里也是南北走向，太阳一升出地平线，就可以照到贺兰山的东麓，但是一过中午，太阳就被山峰挡住了。而那里寒流冷风主要从西北而来，正房和庙宇朝东，还是为了更好地向阳背风。这些都和五行、五方、五脏的搭配没有关系，你不能说那里的人是为了保肺才坐西朝东盖房子。

有些古代的养生书上说："**心病者，面南练功；肾病者，面北练功；肝病者，面东练功；肺病者，面西练功。**"这种说法其实也没有实用价值。练功或运动，只要选择一个背风向阳的地方就可以了，没有必要如此教条。

五行和五气的关系放之四海而皆准吗

再谈谈五行和五气的问题。五气就是风、热、湿、燥、寒五种不同的气候，其中涉及温度和湿度。**五行的交替变化，主要取决于地面温度的变化，而湿度的变化，对气的运动趋向影响并不大。**

中国北方在秋季的时候，气候凉爽而干燥，温度和湿度都降低了，阳气内收了，所以把燥归属于金行。在欧洲，由于受北大西洋暖湿气流和西风的影响，常是秋雨绵绵，气候并不干燥，但植物的根须和枝叶依然要干枯脱落，营养依然要向主干、种子与果实中内收和储藏，巴黎戴高乐机场的兔子依然是秋季最肥壮，这说明在秋季阳气的运动依然是以内收为主，依然是金行当令。**可见把燥归属于金行，是我国中原地域文化的特色之一，不是放之四海而皆准的真理。**

知道五行配五色的由来，灵活运用巧养生

古人认为，既然大自然有了阴阳和五行，才化生了万物，于是把万物按照阴阳和五行来分类，也就成了顺理成章的事情。于是就把五色、五音、五味、五菜、五果、五谷、五畜，当然还有五脏、五腑等，分别和五行相配。这种分类有没有道理和实用价值，也是一个很难回答的问题。

关于五行和五色的对应，一般的解释是，树木色绿，火焰色红，土壤色黄，金属色白，水色黑，这就是五色和五行相配的原因。我认为不应当是这样的原因。东北有黑土地，南方有红土地，金属还有黄金，并不是都白，又有谁见过黑色的水？这种从五材的颜色角度来谈五色的五行归类，是以形而下的器来解释形而上的道，是难以自圆其说的。

颜色是光线照在物体上，物体表面所反射出的不同波长的电磁波在人类视觉器官上的反应，这种不同波长的电磁波对人类气的运动有没有影响？比较明确的是，**某种颜色大面积渲染的时候，可以影响人的气的**

运行，从而就会对人的心理和情绪产生一定影响，这才是五色归五行的依据。

有人从量子力学的角度，解释不同颜色对人体气的运行的影响，这是值得进一步研究的课题。

青色就是绿色、蓝色系列，利于气的外展疏泄。

一位企业老总，由于单位的经营出现了重大问题，面临着可能破产的困境，他非常焦虑和郁闷，一个多星期几乎彻夜难眠，饮食不下，重度乏力，卧床难起，只能喝一点儿汤水。

我说："你创办这个企业多少年了？"他说："8年了。"

"你最初创办这个企业的时候，是坐着奔驰车去办理手续的吗？"因为他是坐着奔驰车来门诊找我看病的，所以我这么问。他说是骑着自行车去申办各种手续的。

我说："即使这个企业倒闭了，你还会回到骑自行车去办手续的地步吗？"

他说："当然不会！"

"既然这样，你焦虑什么，从这次企业的问题中吸取教训，从头再干不就可以了吗？"

他愣了一会儿说："可是我现在身体成了这个样子，已经没有8年前的心力和勇气了呀！"

我说："给你一个建议，开上车，带上帐篷、粮食和炊具，到内蒙古草原上住上10天，回来找我。"

他带着家人和下属，开了几辆车，去了内蒙古大草原，10多天后，他来门诊找我，就像换了一个人。他说，当他来到了内蒙古呼伦贝尔大草原，走下车，看到一望无际的绿色草地，在遥远的地平线上，和蓝天白云相接，立刻感到身体好像卸下了千斤重担，满脑子乱如麻团的愁绪似乎凝固了，再也不能翻腾起波澜了，脑子渐渐冷静了下来，许久许久，他突然高举双臂，大喊一声："大草原！我来了！"向前猛跑了几步，双腿一软，摔倒在草地上，满腔的烦恼、委屈、悔恨、焦虑、郁闷等极其复杂的、难以说清楚的心情，全变成泪水涌了出来……就这样，他在草原上住了1周，心情和食欲逐渐好转，体力逐渐增加，到后来，不用安眠药也可以睡着觉了，最后一两天，睡在帐篷里，没有人叫几乎就醒不了。

为什么会是这样？因为**绿色、蓝色，也就是青色，利于人体的气的外展疏泄，使人的精神得到了放松，郁闷得到了宣泄，焦虑得到了缓解，心情宁静了，失眠的问题解决了，体力也就逐渐恢复了。**古人根据在青色大面积渲染的环境中的身体感受和心理体验，就把青色归属于木行。

但疏泄过头了也不行。一个女孩儿乘轮船从天津塘沽到韩国仁川，她一直坐在甲板上欣赏着大海蓝天的美景，看着船尾海鸥的追逐，心情十分爽快。不知道过了多久，船尾的海鸥没有了，其他旅客也都回到了船舱里，巨大的甲板上只有她一个人，她望着海天一色空寂，突然间，似乎分不清楚上下、前后、左右，顿时有一种莫名的恐惧袭上心头，心率突然加快，全身发软，冷汗自出，她几乎是爬一样回到了船舱里的卧室，过了半个多小时，心情才慢慢地平静下来。回国后她担心自己得了惊恐症，跑来问我："为什么会有这样的感觉？"我说："这样海天一色的环境，使你的气疏泄过头了，收不住了，于是你的防卫能力就下降了，自然就会产生一种恐惧不安的感觉。"

红色利于气的上升，使人兴奋。那些特别偏爱红色服饰的人，一般都是气虚的、血压偏低的、精力不足的人，或者老年人，他们会本能地选择红色系列的服饰，以提高自己阳气的上升能力。年轻夫妇的卧室装饰成淡粉色，有利于提高性兴奋的程度。但精神分裂症、狂躁型的病人，如果处于大面积红色渲染的气氛中，会引发狂躁的发作。有人就曾经做过这样的实验：把精神分裂症病人房间的墙壁上贴满红纸，不久就诱发了狂躁发作，用了平时2倍剂量的镇静药，才使病人的情绪安定下来。人们根据类似身体感受和心理体验，就把红色归属于上升的火行。

　　白色利于阳气的内收，利于人们冷静地思考和内省。教室、图书馆、会议室和一般家庭，都把墙壁涂成白色，使人能冷静地学习。人们根据类似身体感受和心理体验，就把白色归属于内收的金行。**黑色利于阳气的下降，利于人的入静和安眠。**晚上睡觉的时候，把窗帘拉上、灯关掉，房间所有的物体没有光源的照射，漆黑一片，人的阳气潜藏下降，很快入睡了。人们根据类似身体体验和心理感受，就把黑色归属于下降的水行。

　　布置灵堂为什么只用黑白二色？因为这两种颜色利于人体阳气的内收和下降，使在场的人能够静下心来，追思逝者给人们留下的精神财富。这样的场合，绝不能用使气疏泄的蓝绿色和使气上升的红色。

　　黄色利于气的稳定，给人以平稳庄重的心理感受。人们根据类似身体感受和心理体验，就把黄色归属于平稳的土行。中国古代帝王选用黄色为皇家主色，寓有江山稳固的意思。

　　古代人类是利用自身的眼、耳、鼻、舌、身、意来研究大自然和人体的，对外环境色彩的感觉，比现代人要敏感、敏锐得多。因此我认为，五色和五行归类的内在原因，是从颜色大面积渲染的时候，是从人的身心感受角度来归类的，而不是从五材颜色的角度来归类的。

　　根据这个道理，你可以按照自己的体质的弱点来选择衣着家居的色彩。比如脾胃虚弱的，多用黄色系列；心阳不足者，多用红色系列；肾气不足的，多用黑色系列；肝气不舒的，多用蓝绿色就是青色系列；肺气虚的，多用白色系列。

　　我想强调的是，**颜色只有大面积渲染的时候，才能对人的身心以及气的运行发生微小的作用，而不是一粒小小的种子、果实或者一片小小的叶子的颜色不同，就会产生不同的作用和功效。**

　　如果把动植物的食用和药用功效教条地用颜色来解释，往往不符合实际。如果教条地说"红色入心，黑色入肾，白色入肺，黄色入脾，绿色入肝"是有问题的，事实并不一定是这样。

大枣色红，不入心，而入脾。枸杞子色红，也不入心而入肝、脾。绿豆色绿，并不入肝，却入心、胃；寒水石色白，不入肺，却入胃和肾；莲子心色绿，不入肝，却入心；珍珠色白，不入肺，而入心、肝；黑大豆色黑，虽然入肾，但也入脾；黑芝麻色黑，是入肾，但还入肝、脾、肺，白芝麻和黑芝麻的功效和归经接近，并不因为色白就有归经和功效的显著差异。

药物和食物的作用，如果按照五行配五色的规律来教条划分，那就麻烦了：西瓜皮绿、瓤红、子黑，应当归什么经？马齿苋是治疗痢疾很有效果的食疗药，它的根是白的、茎是红的、叶是绿的、花是黄的、籽是黑的，五色俱全，所以又有五行菜的别称，你说该归什么经？

因此，**我们既应当知道五行配五色的由来，还应当知道事物的复杂性和多样性，中药和食物的归经和功效是从临床实践检验中总结出来的，并不是以它表面的颜色来决定的。**

五行配五味对养生保健有什么启示

五行和五味有什么联系呢？

五味是指酸、苦、甘、辛、咸，现在一般根据《素问·阴阳应象大论》等的说法，酸、苦、甘、辛、咸分别和木、火、土、金、水相配，进而认为：酸为木之味，酸入肝；苦为火之味，苦入心；甘为土之味，甘入脾；辛为金之味，辛入肺；咸为水之味，咸入肾。

以往人们常解释说，树木的果实多酸，火烧过的食物变苦，土地化生的食物多甘，金属的味道多辛，水的味道多咸。**这种说法显然是牵强的。**

谁能尝出金属是什么味道？水中如果没有盐，谁能尝出咸味？广博的大地化生了万物，万物五味俱全，怎么能只强调甘味？树上的果实也是五味俱全，为什么单单强调酸？而且中药药理作用的规律是，酸味的药物多有收敛的作用，苦味的药物多有降泄的效果，辛味的药物多有开散的功能，咸味的药物多有润降的作用，甘味的药物则有甘缓平补的效用。如果按照气的运动趋向来分类，辛主宣散，应当属木；咸、苦主降，应当属水；酸主收敛，应当属金；甘味平缓，应当属土。我这个说法，除了甘味属土与《黄帝内经》的说法一致以外，其他都不一致。

五味配五行究竟是怎么来的呢？我认为，有可能和大量的临床观察发现有关。**口味的变化常常是内脏功能失调的反应，口咸的多为肾水上泛，口甜的多是脾胃湿热，口辣的基本见于肺热，口酸的多是肝热犯胃，口苦可见于心火旺盛**，当然肝胆以及胃火偏盛也会口苦。或许酸苦甘辛咸分别和肝心脾肺肾、木火土金水相配的说法，与这种临床观察有关。

实际上《黄帝内经》强调的是，**五味中的每味都可以入任何一脏，每脏都可以接受五味，并利用辨证选味的方法来调节脏器的功能**。《素问·藏气法时论》里说，"肝欲散，急食辛以散之，用辛补之，酸泻之""肝苦急，急食甘以缓之"。肝的生理特性是主外展疏泄的，这就叫肝欲散，所以就要用辛味的食物或药物来助它的疏散、疏泄，疏肝解郁的药物如柴胡、香橼、青皮、香附等都有辛味，在归经上都入肝。我们平时吃饭，有人特别喜欢吃辛辣的东西，吃完了感到很爽，身体轻松了、心情舒畅了、食欲增加了，这就是疏通了肝气，进一步疏泄了全身气机的缘故，你能说辛味不入肝？从这个角度来说，辛味可以助肝的疏泄，顺应了肝的生理功能，这就是补肝。所以说，"肝欲散，急食辛以散之，用辛补之"。

但是，如果肝疏泄过头了怎么办？就要用酸收的药物或食物来抑制它的过度疏泄，比如乌梅、山萸肉都味酸，入肝，可以制约肝的过度疏泄，这就叫用"酸泻之"。《黄帝内经》中把肝比作将军，肝在志为怒，肝气特别容易急暴，这就造成了人容易发怒，发怒反过来也会损伤肝的本身，被自我戕害所苦所累，这就是"肝苦急"的意思。所以应当食用甘味的食物和药物来柔缓肝气的急暴，以柔制刚。可见酸、辛、甘等，都可以入肝，其他脏器同样也都接受五味。

由此可知，《黄帝内经》并没有教条地局限在酸苦甘辛咸分别与木火土金水、肝心脾肺肾相配的圈子里，而是辨证应用五味的。

还要注意的是，**中药中所说的味，有时候并不是我们品尝后味觉器官所感受的实际味道，而是根据药物的功能反推出来的味**。比如，某药有发散解表的作用，就说它味辛；某药有固表止汗的作用，就说它味酸。

我想强调的是，天有四时五行，以生、长、收、藏，这是化育生命的自然规律、自然条件。一旦在阴阳中又有阴阳，五行中又有五行的复杂演变过程中，化生了千姿百态的生命世界以后，**要把极其复杂的生命重新还原，用简单的五行进行分类，必然会存在牵强附会的现象，五菜、五果、五谷、五畜等的五行归类配属，也存在着同样的问题**。依我看，谷肉果菜都可以入任何一脏，就像五味皆可入任何一脏一样。我们不应当把这些分类僵化和教条化。

《灵枢·阴阳二十五人》中说："天地之间，六合之内，不离于五，人也应之。"正是由于在天地之间不离于五的思想指导下，《黄帝内经》把人体的五脏、五腑、五体、五官、五液也联系在一起，但并不是从阳气的运动趋向这个角度来关联了，而是从组织器官之间的生理、病理关系的角度来关联的，而这些联系对养生保健和疾病的治疗有着重要的指导意义。

从"美人鱼女孩"说说肾与生命的关系

多年前，在美国东北部缅因州，有一个患有罕见的"美人鱼综合征"

的婴儿降生，她生下来两条腿就粘连在一起，两只脚的骨骼融合在一块儿。父母给她起的名字叫夏伊洛·皮平。经医院检查发现，她没有膀胱和尿道，没有子宫和阴道，也没有直肠和肛门，只有一个残缺不全的大约 1/4 的左肾。因为有一个残缺不全的卵巢，所以才判断她是一个女孩。医生预计她最多只能存活两三天，但是她的父母没有放弃。为尽量延长她的生命，父母带她去接受各种治疗，到 7 岁多的时候，她已经经历了不下 150 次手术，包括重建内脏器官手术和 2 次肾脏移植手术，而且每天还要服用大量的药物，包括许多与生长发育有关的激素类药物。这个小女孩一直坚持与病魔斗争，并且每天坐着小滑车去上学。在学校里，老师和学生们都非常喜欢她，她的顽强坚毅、乐观开朗，成为许多孩子学习的榜样，甚至成为许多孩子崇拜的偶像。她用自己的顽强，打破了医生关于她只能存活两三天的预言。夏伊洛·皮平在坚强乐观地生存了 10 年后，在 2010 年 10 月 23 日，因肺部感染去世了。网络上有夏伊洛·皮平活着时候的视频，而且还有人把解说做了中文配音。

这个女孩肾发育不全，结果就出现了子宫、阴道、卵巢、膀胱、尿道以及结肠和肛门的发育不全，出现了下肢骨骼的畸形融合。我就联想到，《黄帝内经》所说的肾"开窍于二阴""肾主生长发育和生殖""肾主骨"。

东汉刘熙的《释名》说："肾，引也，引水以灌诸脉也。"在古代，"肾"和"引"这两个字的读音是相近的。《释名》有个特点，就是同音相谐，从音求义，音近义通，用声音相同相近的字，来解释字义。

为什么叫"肾"呢？ 肾，就是能引水液灌溉人体全身的血脉和经脉的意思。肾不仅仅是把尿液输送到膀胱，还可以把一部分原尿重新利用，气化成津液向全身输布，这叫"肾主水"，也就是肾主水液代谢。可见《黄帝内经》中将这个器官叫作肾，本身就已经说明了它的功能之一是和水液代谢有关的。但在《黄帝内经》里将藏精气、主生长发育和生殖的功能也归属于肾。《素问·上古天真论》里用了大段文字，描述男女一生的生长发育过程，是由肾中精气的盛衰控制的。

我这里重点谈谈肾的生理联系。"肾和膀胱相表里""肾在体为骨"，也就是说肾和骨骼有关系。"其华在发"，就是肾气的盛衰在头发上可以显现。"肾开窍于耳和二阴"，二阴指的就是前阴和后阴。

六腑属阳，五脏属阴，《黄帝内经》把一脏一腑相匹配，就叫相表里。相表里的脏腑之间，功能上相互联系，经脉上相互络属，在五行上归属于同一行。肾和膀胱相表里，两者之间，结构上相互贯通，经脉上相互联系，共同实现人体水液代谢的功能。

肾为什么与骨骼有联系？肾藏精，精生髓，髓养骨，所以，肾就与骨骼联系起来了。美国的夏伊洛·皮平肾发育不全，骨骼发育也不全，两只脚的骨骼融合在一起。而其他先天性肾病的孩子，几乎都有骨骼的发育不良。另外骨折的病人，用补肾药会愈合很快。多年前，一个老朋友摔倒脚部骨折，用石膏固定以后，快 3 个月时到医院去复查，骨折依然没有愈合的迹象。我给他开了补肾的药，吃了几个星期，再拍片子，骨痂已经开始形成，不久骨折就愈合了。**对骨折病人用补肾的中药，愈合速度真的可以加快。**

肾与头发是什么关系呢？发为血之余，因为头发是血的余气所化生的。而肾藏精，精血互化互生，也就是说精生血，血化精。所以，头发的荣枯在一定程度上可以反映肾气的盛衰。如果儿童在生长发育的过程中，头发稀疏、干枯，中医常常用补肾、养血的方法来调养。成年以后，头发早秃，也用补肾的方法来治疗。不过脱发的原因也是多种多样的，比如遗传因素、心理情绪因素等，也还需要把这些因素考虑进去。一位警官，由于责任心强，侦破案件的压力大，在短时间内头发、眉毛全部脱落。我的学生用了疏肝、化浊、补肾的中药，两三个月后，这位警官的头发、眉毛全都长出来了。

肾与听力也有关。"肾在窍为耳""肾开窍于耳"。老人听力下降是肾气虚衰的表现。对肾有毒害的药物，如某些抗生素，对听神经同时也有毒害。

美国有人通过实验发现，在动物胚胎的早期，种植上成年动物的肾细胞，会很快诱发胚胎听泡的发育。所以他们很奇怪，肾的细胞怎么和听泡的生长发生了关系呢？这都值得进一步研究。远在 2 000 多年前，中国古代并没有现代科技，可是却能精准地把肾与耳朵、肾与听神经联系了起来，我们不能不感叹古人的智慧。

肾与生殖系统是什么关系呢？ "肾开窍于二阴"。肾和前阴的关系很好理解，前阴的功能一是排尿，二是生殖，排尿当然与肾有关系了，肾阴虚和肾阳虚都会导致排尿障碍。

肾主生殖，所以生殖功能也与肾有密切关系。男性的阳痿、遗精、精子质量差，大多从肾论治。女性的月经紊乱、性冷淡、不育、围绝经期前后诸症，也多从肾来论治。

后阴是直肠和肛门，自然与消化系统有关，因为它本身就是消化系统的一部分。但任何一个局部器官，都可能受多个系统的支配。比如肾阳虚的病人，由于脾阳失去了肾阳的帮助，脾阳也就虚了，就会出现拉肚子，而且拉的都是不消化的食物。这在中医学里，叫"肾阳虚衰，火不暖土，腐熟无权"。中医把肾中的阳气当作做饭用的火，把脾胃当作做饭用的锅，当锅底下的火焰不足的时候，锅里放上米和水是做不熟饭的。所以，当脾肾阳虚的时候，拉出的都是不消化的食物。用温补肾阳的四逆汤一类方剂来治疗，就有很好的效果。从这个角度来看，能说肾和后阴没有关系吗？

另外，肾与便秘也有关系。 另外，还有一些年高体弱的老人出现便秘，就属于肾阳虚衰，会出现阳虚冷秘的现象。也就是说肾中阳气不足，温度太低，水被冻成冰了，于是就停滞了。当然，这只是一种比喻。对于这种阳虚冷秘，中医采用的是温肾阳的方法来治疗。

肾阴不足，滋润的功能低下，肠道失去了润泽，也会造成大便秘结，这种情况就要用养肾阴的方法来治疗。

五脏都与精神情志有关系，肝、心、脾、肺、肾分别与怒、喜、思、悲、恐相关联，这个问题，我们在养心的那一章里已经谈到了，在这里不再多说。

当我们复习了《黄帝内经》中所说的"肾主骨""肾司二便""肾开窍于二阴"之后，我们再来看看患有"美人鱼综合征"的夏伊洛·皮平。她先天肾脏发育不全，只有1/4的左肾，两只脚的骨骼融合在一起，骨骼发育不良，没有膀胱和尿道，没有子宫和阴道，也没有直肠和肛门。这个孩子发育不全或者缺少的这些器官，在《黄帝内经》里早就被联系在一起，归属于同类了。这一组器官之间，在胚胎发育的过程中究竟是什么关系？为什么是这样一组器官发育不全？《黄帝内经》究竟是用什么方法发现了这些器官之间的密切关联的？为什么又是这样的精准？这难道不值得我们今天的人去深入思考吗？

所以美国的一位生理学教授曾经对我说，你们中医的任何一个定理——他所说的定理，就是中医所说的"肾主骨""开窍于二阴""开窍于耳"等，都够现代自然科学家研究一辈子的。

养生要遵循自然规律和生命规律

其他肝心脾肺四脏和五腑、五体、五官、五液等的联系，大家想了解，可以找《黄帝内经》来看，这里毕竟不是大学讲台，我们不可能在这里系统讲解中医的知识。

我想再次强调的是，用简单的阴阳四时五行进行分类，必然会存在很多不合理的或者牵强附会的现象，所以我们也不应当把五行的分类教条化。

大自然有序地敷布了舒展、上升、平稳、内收、潜降等气的五种运动趋向，才使植物有了生、长、化、收、藏的生命节律，动物有了生、长、壮、老、已的生命过程。人体禀受了木、火、土、金、水五种常规的气的运动趋向，才化育了以五脏为核心的五大生理系统。可见五行学说是揭示大自然气的运动趋向及其变化规律的学说，是沟通人类和万物与天地之间关系的纽带，也可以看成是大自然这一生命的摇篮所赋予人类和万物的"遗传密码"之一。所以五行和阴阳一样，都是化育生命的本源，或者说是基本条件。这正像《素问·天元纪大论》里所说："夫五运阴阳者，天地之道也，万物之纲纪，变化之父母，生杀之本始，神明之府也，可不通乎。"

养生要遵照自然规律和生命规律，阴阳和五行就是表达这一规律的学说。

阴阳和五行学说沟通了人与自然的广泛联系，沟通了人体内部器官的广泛联系，使中医在防治疾病的时候，具备了整体的观念，把人与自然看成是统一的整体，把人体也看成是统一的整体，这就是中医研究问题和处理问题的特色之一。

养生一是要养心，二是要遵循自然规律和生命规律，三是要运用各种刺激手段鞭策促进人体的自调机能。

那么，我们具体应当如何做呢？请看下一章。

第十一章

鞭策自调机能，
激发生命潜能

本章精彩看点

邻居哥哥、年轻民工和布拉格男子的"神奇"放血经历。

养生的"三个要领"是什么？

人的自调机能会出现疲劳或者衰退，有哪些激活的方法可供日常使用？

选择刺激部位利于激活自调机能，有哪些选择刺激部位的方法和思路可供借鉴？

三名男子的"神奇"放血经历

十宣放血治疗中暑

"放血"两个字，在多数现代人看来，是个贬义词。其实在民间，放血是一个行之有效的治病方法。

我记得小时候有一年夏天，邻居哥哥外出玩耍时间太长，中了暑，头痛、发热、汗出不止、手脚冰凉、恶心呕吐，邻居阿姨到我家找父亲求助。

我父亲是中医，但是恰巧出差不在家，母亲就急匆匆地赶到邻居家，用他们家的缝衣针在这个哥哥的 10 个手指尖点刺出血，他的症状就逐渐缓解了。

母亲不是医生，但对民间流传的诸如放血、刮痧、拔罐一类的方法，运用很熟练。我问母亲："这些方法是从哪里学来的？"母亲说小时候跟我姥姥学的，在农村人人都会。

我当时还曾经想，头痛不扎头，却扎手指头，真奇怪。后来才知道，在 10 个手指头上放血，中医叫十宣放血，可以治疗中暑、头痛、昏迷、癫痫发作、高热、小儿抽风、癔症发作等。

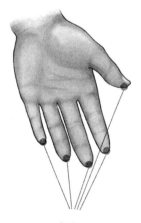

十宣

委中放血治疗扭伤

我第一次真正看到刺破静脉血管放血，是上高中的时候。

一天傍晚，有人敲门，我打开院门一看，几个民工，用扁担套上外衣做成的简易担架，抬着一个年轻民工，其中一个人指着担架上的人对我说："他扭伤了腰，不能动了，请你父亲给看看。"

我说："你们赶快抬他到医院去吧，怎么能把病人抬到我家呢？"

那个人说："我们就是在你家门口不远的地方修路的工人，抬石头扭伤了腰，医院太远了，我们又没有车，求求郝医生帮帮忙。"

我父亲刚刚下班回到家，听到我和门外人的对话，走出来说："把他抬进来吧。"他们把病人抬到我家的厅里，厅里有个高1.5米左右的杂物柜，父亲说："把他扶起来站在柜子旁边，把两个胳膊架在柜子上站着。"

这几个民工吃力地把病人扶起来。病人每动一下就呻吟一声，看起来真的是很痛。病人扶着柜子站好后，父亲挽起他的裤腿，在腿窝那个地方用手拍了几下，我看到他青紫的静脉血管十分明显地显露出来了。父亲用碘酒在局部消毒，酒精脱碘，随后用一根锋利的三棱针，照着腿窝最粗的静脉血管就是一针，污紫的静脉血立即涌了出来，真叫血流成行。

父亲早有准备，立即用手中的一大团脱脂棉，不断吸掉流出的血液，直到不流了，在针孔的地方拔了个火罐，又吸出不少血。

起罐后，父亲说："活动活动腰看看。"病人说疼，不敢动。

"你试试看能不能活动？"

病人一试，笑了："怎么能动了！不怎么疼了。"

"走走看！"父亲说。病人说不敢走。"试着走走！"病人往前一迈步，自己说："哎！怎么能走了。"病人看到抬着他来的那个简易担架放在厅里的地板上，就自己弯下腰，把担架卷起来夹在腋下拿走了。

这让我看得目瞪口呆。起初是抬着进来的，最后自己站着走出去了，还把抬自己的担架也拿出去了，前后也就是十几分钟。

我说："老爸，这是怎么回事呀？"

父亲说："他是急性腰扭伤，疼得不能动，是损伤的腰肌在痉挛，这是一种保护性反应。**用委中穴放血的方法，可以缓解腰肌的痉挛**，疼痛就缓解了，但是拉伤的腰肌还需要一段时间的修复。"

"委中是什么意思？为什么在这里放血就可以缓解腰肌痉挛？"

父亲说："给你说你也不懂，如果你以后学中医了，自己也就懂了。"

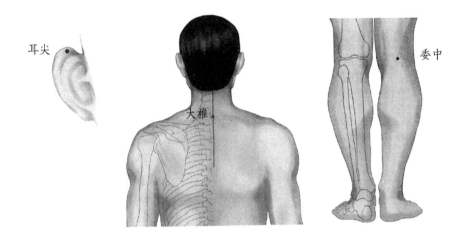

我后来真的学了中医，对放血疗法的神奇一直记在心，并且有机会就试试。但我用的方法只是很稳妥的毛细血管放血的方法，比如耳尖放点血，缓解头痛；大椎点刺出血，再拔一个火罐，用来退烧。我曾经有过高血压，只要劳累就会复发，耳尖放血就可以降至正常。

耳尖放血降血压

十几年前，我去东欧捷克国的布拉格讲中医课，到那里的当天下午，一位当地医生把我请到他的诊室，要我帮他看几个病人。第一个是40岁左右的男士，翻译告诉我，这位男士是电视台的新闻记者，患有高血压病，已经服用了 3 年的降压药物，可是只要加夜班赶写新闻稿，尤其是写那些令他激动的新闻稿，血压就会升得很高，昨晚又因赶写稿件没有睡觉，头痛了一整个上午。

当地医生说："我刚量过他的血压是 180/110 mmHg，中医有没有紧急降压的方法？"

我说："这种情况，在中国的医院，通常也是用西药来降压的，尤其是由于情绪因素或者劳累所出现的血压突然异常升高，要用西药输液的方法来治疗，你就按照过去的处理方法处理吧。"

当地医生说："对这个病人，以前我也是用输液紧急降压的方法来处理的，可是这次他说什么也不愿意输液，他在新闻中看到，有中国医生来这里讲中医课，就想看看中医怎么处理这种情况。"

我说在中国，如果病人到医院就诊不方便或者来不及，可以用非常简单的民间流传的放血方法来处理，这就是耳尖放血。我接着告诉他们，**耳尖就是耳朵最高的地方，先把耳朵揉热、揉红了，这样放血的时候，既不疼，出血又痛快。**随后用 75% 的酒精棉球把耳尖消毒，用一次性专门放血的针（药店有销售）在耳尖轻轻一扎，血就会自然流出来，用酒精棉球把血擦掉，随后会再流出一滴，再擦，再流。因为用酒精棉球擦，血是不会凝固的，直到把整个棉球都染红了，在针孔的地方放一个消过毒的干棉球，血就自行凝固不再出了。用同样的方法再放另一个耳尖的血。放完以后，被放血的人会感到头部、颈部暖暖的，很轻松，眼睛也立刻感到明亮起来。这种方法可以治疗各种头痛、血压突然升高、急性传染性结膜炎（在中国民间通常叫"红眼病"）、睑腺炎（俗称"针眼"），还有青光眼、眼压高引发的头痛等。

我想外国人可能一听说放血，就会知难而退，转头再用输液的方法去治疗。没有想到，翻译把我的话翻译过去之后，病人开口说，以前输液输过之后，血压是降下来了，可是会有六七天感到很不舒服，疲劳、情绪低落、脑子慢，最糟糕的是，还会有两三周的时间没有性欲。这次就是不想输液，想放一次血试试看。

于是我按照刚才给他们说的方法，先揉耳朵，刚揉了几下，病人的耳朵就红了，也许是白种人皮肤的角质层薄还是什么其他原因，很快病人的耳朵红得像是兔子耳朵，甚至有种血就要滴出来的感觉。

我问医生："你有一次性的放血针吗？"他说没有，只有一次性的注射针头，问我要多少号的。我说要最粗的。耳尖消毒后，我狠狠一扎，没想到居然血流成行，很快就把 1 个大棉球染红了，直到染红了 3 个大棉球，血还在出。我知道血出得已经不少了，于是我放了 1 个消毒的干棉球，止了血，另一个耳朵如法炮制。

刚操作完，病人说，整个头、脖子和上半身都热了，暖暖的，真舒服。又过了 1 分钟，他说有种怪怪的感觉，我担心他晕针，就摸他的脉，脉象很正常。病人接着说："我的血压已经正常了。"我说："你怎么知道？"他说他的血压高和正常他自己都有感觉。医生听了他的话，马上就要量血压，我担心这么短的时间如果万一降不下来，我有点没面子。于是就说，稍等几分钟再量。

大约过了 5 分钟，医生还是迫不及待地量了血压，在左胳膊上量了 3 遍，嘴里说着什么。我问翻译他在说什么，翻译说："他说不大可能吧？"可就是不报量的结果。又量右胳膊。量完后，对我说："你量量看。"我一量，也吃惊了，血压 120/80 mmHg，是正常血压。

在中国我还真没有遇到耳尖放血能把 180/110 mmHg 的血压，在几分钟内就降成正常血压的病例，一般收缩压降 40 mmHg，舒张压降 20 mmHg，我是经常遇到的。而这个捷克人，收缩压降了 60 mmHg，舒张压降了 30 mmHg，真有点不可思议。我想这可能和外国人从来不用这种方法来治疗，所以对这种方法反应十分敏感有关吧。

第二天开始上课，我一到教室，全场一片掌声。后来我才知道，这个医生一早就来到了报告厅，见人就讲述昨天目睹的耳尖放血降压的神奇，所以我就受到了这些从未见过面的洋医生们的欢迎。按照约定，我讲了五六天课就回国了。

1年以后，那个学校又邀请我去布拉格讲课，到了那里，那个医生和那个曾经患有高血压病的记者到住处看我，医生告诉我说，从去年放血取得立竿见影的效果以后，他就拒绝服用降压药物，只要因为加班或者情绪问题血压升高，就来找他放血，就能使血压保持正常。当年就是这样过来的。而且当即邀请我去捷克国家电视台介绍中医。

不过我在这里要特别提醒大家，**并不是所有的高血压病人都可以用这种方法来保持血压稳定，该用药的还要用药**。这种方法只是在血压突然升高时的一种处理方法，而不是常规的降压方法。尤其是对这种方法不敏感的人，千万不能用这种方法替代药物治疗。

人体的自调机能疲劳或衰退时，如何激活它

为什么放血能够治病，还有哪些类似的方法既可以家庭使用，又可以有养生保健的作用？这些方法的机理是什么？这就是我要和大家探讨的问题。

我说过，人体健康的守护神，是与生俱来的自我调节机能，养心、修性、修德，减少不良情绪和情感对自调机能的干扰和抑制，解放自调机能，这是养生的第一要领。

遵循自然规律和生命规律，减少自调机能的无故消耗、无端损耗，保护自调机能，这是养生的第二要领。

养生的第三要领是什么呢？

就是运用各种物理的刺激手段，激发、鞭策自调机能，通过自调机

能的积极调节，保持身心健康。

随着外界压力的增加，随着年龄的增长，人体的自调机能会出现疲劳或者衰退。这就像我们骑的一匹马，开始出发的时候，力气足、跑得快，可是还没有跑到目的地，它有点累，或者有点偷懒，跑得慢了，我们就要用鞭子抽它，鞭策它继续跑起来。在我们自调机能疲劳或者偷懒，进而出现亚健康状态或者小毛病的时候，我们就要像打马一样，抽它一鞭子。这些抽鞭子的方法，就是各种物理的刺激的手段。除了我开头提到的放血方法外，我们的祖先和现代人，创造许多简便易行的、人人都可以使用的好方法。

最简单的方法就是拍打。著名歌唱家耿莲凤老师，她的健身方法就是每天用自己的双手拍自己的身体。拍打的时候，用空心掌，把身体的每个手掌大的部位，只要是能够得着的地方，都拍 36 下，拍完全身需要一个多小时。拍完了，气血流畅，身心舒爽。亚健康不就是没病但不舒服吗？用这个拍打的方法，就能全身舒服。

耿老师说，如果哪天她出差到外地，在车上、在飞机上，没有时间或者不方便拍打，那一天全身就都不舒服。直到今天，年近 80 的耿老师，仍然随时可以登台演唱，控制声音的能力不减成名的当年。

有位老太太，天天感觉全身不舒服，情绪不稳，坐卧不安，心烦失眠，到医院检查，医生认为没有多少证据说明她有确切的器质性病变，有的医生将其诊断为焦虑症，有的医生将其诊断为神经官能症。她尝试服过中西多种药物，不仅作用不明显，而且感到这些药物都刺激胃。于是她的儿子请了一位民间专门给人拍打的按摩师傅，用空心掌拍打她的全身，拍得山响，有的地方都拍出了皮下出血。拍完了，她觉得全身轻松舒爽，儿子赶快向按摩师傅支付了数目可观的拍打费，老太太也美美地睡了一大觉。

我真的想说，人就欠揍，自己不揍请人揍，揍完了还要支付人家揍人的费用。当然，这是玩笑话。

在北京的公园里，有很多人用一个带绳子的球，抡起来在自己的后背和上下肢捶打。还有的人专门用8号铅丝做骨架，包上海绵和布，外观像是一个大棒子，用它在自己身体的前后左右捶打。

如果是老年人，自己拍不动、打不动，可以搓揉全身，只要把手能够得着的地方都搓遍，同样可以达到促进循环、鞭策自调机能的效果。这些方法简单易行，而且还行之有效，什么经络穴位都不需要了解和记忆。

民间长久流传，又被现代养生保健机构甚至医院的医生们开发、创新、应用的许多物理疗法，大多属于鞭策促进自调机能的方法，比如拔罐、刮痧、推拿、点穴、正脊、足部按摩、推筋导络等，都是不同的"抽鞭子"的方法。这些刺激方法都能改善气血循环，激发推动人体的自调机能。

医生们用的针刺、灸疗、埋线、割治、放血、敷药等疗法，既是治疗疾病的，又是用于改善亚健康状态的。

当然，穿透皮肤的刺激方法，比如埋线、割治、针刺等，都需要严格消毒，需要有资质的医务人员来进行。在较粗大的静脉上放血，要血流成行，也需要医生在医院做。而对特定部位的毛细血管放血，比如十宣放血、耳尖放血、大椎点刺出血加拔罐，就可以在家里由家人来做。

用鞭子打马，促进马继续跑起来。但不能乱抽，要抽后面的臀部，不能打前面的头脸，打头脸马就更不敢跑了。我们用各种刺激方法促进人体的自调机能，也要选择刺激的部位。

可是，要让没有学过医学的朋友记住经脉的走向、穴位的名字位置以及它的功能主治，还是有困难的，有没有更简便的方法来寻找刺激的部位呢？当然有。

"以痛为输"，选择刺激部位有效激活自调机能

我下面谈谈选择刺激部位的思路和一些方法。

第一个方法叫**"以痛为输"法**。"以痛为输"是《黄帝内经》里的话，就是什么地方痛或什么地方有阳性反应，也就是敏感点，你就刺激什么地方。"输"是运输的意思，刺激这个地方，有输运气血的作用。

那个地方为什么痛？中医有一句很著名的话，就是"痛则不通，通则不痛"。哪个地方痛，就是气血不通了，气血循行不畅快了，你去揉按、刮拭、拔罐刺激这个地方，气血运行就通达了、畅快了，就不痛了。

药王孙思邈把这样的敏感点叫**"阿是穴"**。

为什么叫"阿是穴"？比如你的老伴说："哎呀，我后背疼！"你总不能坐视不管吧，就要动手去按压触摸她的后背，要找痛点，一边摸一边问："是这里疼吗？"她说不是。"是这里吗？""不是。"当触压到痛点的时候，你还没有来得及开口问，老伴就突然喊："啊——是！轻点、轻点！""啊——是"，所以就取名为"阿是穴"。

这类穴位没有固定名称、没有固定位置，后来也叫"不定穴"，或者"天应穴"。我们找到了这个阿是穴后，范围小的，用指尖揉，一定要剪短指甲，不要用指甲掐，以免掐破皮肤。范围大的，用小鱼际、大鱼际以致掌根来揉。局部肌肉十分丰厚、疼痛在深层的，还可以用肘关节甚至膝关节按揉。家里没人给你按揉，可以自己给自己揉。如压痛点在后背，你自己按揉不到，可以用背部顶着圆滑的桌子角，或者找一个木制的球，放在床上，把你痛的地方压在这个球上，躺在床上，轻轻地做上肢运动，这就等于给自己后背的痛点做按摩了。

要特别注意，按摩不是搓皮，而是贴紧皮肤按揉肌肉，一般要求垫

一块按摩布，不要用手直接接触被按摩者的皮肤。当然，养生美容院的按摩精油，是直接接触皮肤的，不在此例。开始按揉的时候，被按摩的部位会感到很痛、很敏感，所以手法要轻柔一些，随着局部耐受力的增加，按摩的力度也要逐渐加强。当然对痛处进行刮痧、拔罐的刺激，也都是有作用的。

肩周炎、网球肘、背部筋膜炎、腰肌劳损、梨状肌损伤等，都可以找到明确的压痛点、敏感点这样的阿是穴，都可以进行家庭的保健和按摩。这个"以痛为输"法，不需要记经络和穴位的名称和位置，很好学。

"以痛为输"的方法，主要适用于软组织的损伤、劳损这类的病痛，当然也可以用于能找到敏感点的内脏病证。

用"脏器体表投影法"激活自调机能

内脏的病痛用什么方法可以找到敏感点呢？

20 世纪 60 年代，新华社曾播发长篇通讯《县委书记的好榜样——焦裕禄》，全面介绍了河南省兰考县县委书记焦裕禄同志的感人事迹。焦裕禄患有肝癌，肝部经常痛得直不起腰，在办公室，他用藤椅的扶手顶着肝部工作，把藤椅顶了个破洞。外出实地考察，骑不了车（那个时候没有小汽车，干部下乡都骑自行车），他用手或硬物顶住肝部，坚持步行下乡考察。

肝癌肝区疼痛，要顶着肝部，这是缓解疼痛的本能反应。心绞痛或者心率失常发作的病人，用双手护着心前区，这在《伤寒论》里叫"其人叉手自冒心，心下悸欲得按"。胃痛的病人，趴在床上，用枕头顶着胃部；肚子疼的人捂着肚子；痛经的女孩，用热水袋暖着小腹部。从来没有见到过双手捂着头，嘴里却嚷嚷着"大夫我肚子疼"的人。

这些本能的动作说明了什么？**说明内脏在体表的投影区，就是按摩或者刺激的区域。**我们可以把这个选取刺激部位的方法，叫作**脏器体表投影法**。

内脏不仅在人体的前面有投影，在人体的后背也有投影。

胆囊炎、胆道结石的人，可以在右侧肩胛骨下角的内侧缘找到压痛点，这个压痛点大体就是胆囊在后背的投影区。胃痛的人，医生则会在胃位于后背的投影区域，找到压痛点或敏感区。而中医则在背部正中线两侧旁开 1.5 寸（食指与中指并拢，其宽度为 1.5 寸）的膀胱经脉上，发现了和内脏信息相沟通各脏器的俞穴，这些俞穴大体在各脏腑在背部的投影区上。从第一胸椎棘突下旁开 1.5 寸算起，"三椎肺俞五椎心，九肝十胆次第临，十一脾俞十二胃，第二腰椎对着肾，四腰旁开是大肠，骶一小肠骶二膀胱依次分"。显然从上至下，完全是按照内脏器官上下次序排布的。

其实医生们在选取背俞穴进行针刺或者点穴按摩的时候，并不是教条地计算胸椎、腰椎、骶椎的确切位置，而是在大体部位上寻找敏感点、压痛点、敏感区域。所以在家里给老人或者孩子进行背部的放松按摩，也没有必要去细数脊椎棘突的数目，找到大体的位置就可以进行揉按和点拨。

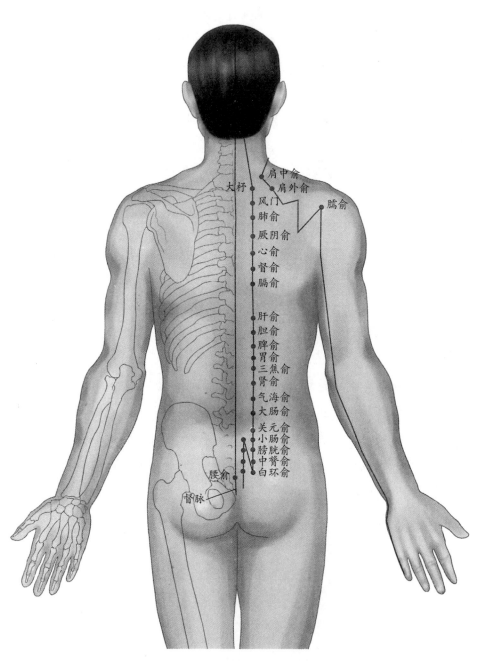

大杼

肩中俞
肩外俞
臑俞

风门
肺俞
厥阴俞
心俞
督俞
膈俞

肝俞
胆俞
脾俞
胃俞
三焦俞
肾俞
气海俞
大肠俞
关元俞
小肠俞
膀胱俞
中膂俞
白环俞

腰俞

督脉

背部的背俞穴

简单好用的激活自调机能的方法——顺序对应法

从内脏器官在体表的投影，发展到背俞穴的位置和内脏器官的高低位置的顺序对应，这是一个思维的拓展。我把这种寻找按摩刺激区域的方法，叫作**顺序对应法**。

我上中学时，有一回玩双杠，扭了一下腰，腰有点酸痛。回到家里，想让父亲给揉揉腰。父亲却在我手背第三掌骨的两侧找压痛点，扎了几针。他一边捻针一边让我活动腰，一边问我还疼不疼。我感到腰部肌肉的拘紧疼痛逐渐减轻，活动范围逐渐加大，直到基本不痛。

我很奇怪，腰痛不扎腰却扎手，这是调虎离山还是声东击西？父亲说，这是古人的经验。脊柱在人体躯干的正中部，第三掌骨在手掌的正中部，和脊柱是对应的。第三掌骨两侧的肌肉也就和脊柱两侧的肌肉相对应。临床上的经验就是，脊柱两侧的肌肉拉伤劳损后的疼痛，大多可以在第三掌骨的两侧找到敏感点，扎针或按揉这些敏感点，在一定程度上可以缓解腰背部的疼痛。而且腰背部疼痛的部位不同，在第三掌骨两侧反应点的部位也不同，靠上背部的疼痛，在第三掌骨的远端有敏感点，靠下背部和腰部的疼痛，在第三掌骨的近端有敏感点，是存在顺序排布的。

这件事情就像一个谜，一直触发着我的好奇。

我上了中医院校，通过学习懂得了，脊柱两侧分布着和内脏相关联的俞穴，这些穴位是按照内脏上下的顺序排布的，由此想到，如果第三掌骨对应脊柱，第三掌骨两侧的肌肉是不是对应脊柱两侧的肌肉呢？脊柱两侧肌肉上有对应内脏的穴位，第三掌骨两则的肌肉是不是也有对应内脏的穴位呢？可是我做过多次验证，并没有出现明显有意义的结果。

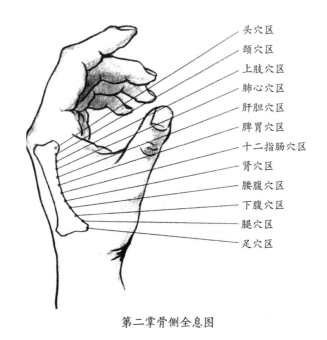

头穴区
颈穴区
上肢穴区
肺心穴区
肝胆穴区
脾胃穴区
十二指肠穴区
肾穴区
腰腹穴区
下腹穴区
腿穴区
足穴区

第二掌骨侧全息图

不久，我看到有人用第二掌骨做实验，实践证明在**第二掌骨桡侧存在着一个有序的穴区群，与全身各部位的顺序相对应**，并称作这是"生物全息律"的具体运用，具有和传统体针疗法相似的功效和适应症。在第二掌骨的近心端是足穴区，远心端是头穴区。头穴区与足穴区连线上依次分布的是颈穴区、上肢穴区、肺心穴区、肝胆穴区、脾胃穴区、十二指肠穴区、肾穴区、腰腹穴区、下腹穴区、腿穴区。针刺或者点按这些穴区，就能治疗相应部位或器官的病痛。医生采用的是针刺的方法，非医务人员可以采用指压点按的方法进行保健。

由脊柱两侧到第三掌骨两侧，再到第二掌骨两侧，都可以有五脏六腑依序对应的穴区。也就意味着，任何一个支节都可以有着对应五脏六腑的穴区，可是为什么第三掌骨两侧治疗调节内脏的病痛作用不明显，而第二掌骨侧效果就明显一些呢？这可能是因为第三掌骨两侧的肌肉太薄弱，反应信息的量太少有关，而第二掌骨侧则肌肉丰厚，体积大，反应信息量就较大。于是我们**选择支节两侧穴区群调节全身病痛的时候，要尽可能满足下面三个条件：**

一是尽可能靠末端的支节，因为末端支节神经末梢丰富，经脉密集，传导信息量大。

二是体积面积足够大，肌肉足够丰厚的支节，这样接受和反馈信息的量相对较大。

三是方便观察和操作的支节。

这正是社会上头诊、耳诊、手诊、足部按摩等既能有疗效，又能广泛运用和流传的原因。因为这些疗法或者说保健法都符合上述三个条件。

大家可能会问，后背并不符合末端支节的条件，为什么在很多情况下选后背呢？这是因为后背不仅符合穴区顺序排布的条件，更主要的是符合内脏器官体表投影的条件，何况面积、体积是其他任何支节不能比拟的，而且肌肉丰厚，操作方便。刮痧、拔罐、点穴、按摩、推拿很多刺激方法，选择后背的腧穴或区域，都是效果很好的。

由于第二掌骨面积和体积相对还是较小，反应整体的信息量还是少，对整体的影响有限，所以我在这里向大家推荐的是**小腿胫骨内侧缘系统穴区的刺激**。从内踝骨沿着胫骨内侧缘往上，一直到和胫骨粗隆水平的部位，可以依照脏腑解剖部位的上下顺序依次排布，最下面是头区，最上面是足区，从下往上依次是头颈、上肢、肺心、胃胰肝脾、十二指肠、肾腰、大肠小肠、膀胱子宫、下肢和足区。这种顺序对应的选区思路，一学就会，人人可以掌握。当然**我这里所说的脏腑的名称，指的都是解剖学上的器官，而不全是中医学中所说的脏腑。**

有一次，办公室一位年轻老师胃痛，我在他小腿胫骨内侧缘的中段区域，摸到了一个非常敏感的压痛区，触摸上去有一个明显的条索样结节。因为他的胃在痉挛，所以小腿上对应胃的区域，肌肉也在痉挛。我

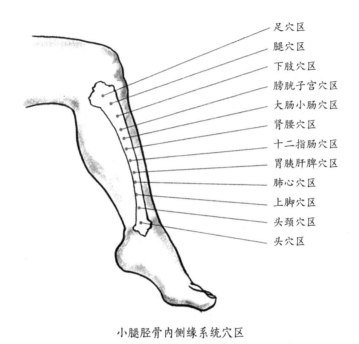

足穴区
腿穴区
下肢穴区
膀胱子宫穴区
大肠小肠穴区
肾腰穴区
十二指肠穴区
胃胰肝脾穴区
肺心穴区
上脚穴区
头颈穴区
头穴区

小腿胫骨内侧缘系统穴区

轻轻地按揉这个敏感点，开始他说很疼，过了一会儿，结节软了一些、小了一些，疼痛也就减轻了一些，我继续加力，5分钟后，结节消失了，再用力按揉，他也不痛了，他的胃痛也就缓解了。

糖尿病患者在血糖没有能很好控制的阶段，小腿中部胫骨内侧缘常常可以摸到一个结节，有人把它叫作糖尿病结节。每天按揉这个结节，在一定程度上，可以保护胰岛细胞的功能。

痛经发作，按摩点揉哪里？

你可以在接近膝关节的部位找到压痛点或敏感点，用手指按摩几分钟，疼痛就可以得到一定程度的缓解，有的人甚至可以得到完全缓解。除了顺序对应的思路和方法，还有其他什么思路和方法呢？

其他激活自调机能的好方法

《素问·阴阳应象大论》里说："善用针者，从阴引阳，从阳引阴，以左治右，以右治左。"《五常政大论》里说："病在上，取之下；病在下，取之上；病在中，旁取之。"《缪刺论》里说："左取右，右取左，左刺右，右刺左。"意思是说，善于运用针灸治疗的，阴经的病扎阳经，阳经的病扎阴经，左边的病治右边，右边的病治左边，上边的病治下边，下边的病治上边，中间的病治旁边。

于是我们根据这些原文，在寻找刺激区域的思路和方法上，又可以归纳出**两极对应、上下对应、左右对应、前后对应和同类对应**的原则。

因为人体是一个统一的整体，人体的自调机能随时都在进行整体的平衡协调的调节。阴阳、左右、上下、前后都是相对应的，你刺激了这边，在自调机能的作用下，那边自动会平衡。

什么叫**两极对应**？头顶正中的百会穴，和前后二阴中间的会阴穴，是两极对应。脱肛、子宫脱垂一类下部的疾病，针刺头顶上面的百会穴，可以达到升阳举陷的效果。高热昏迷、癫痫发作、精神分裂症的狂躁发作，可以针刺下面的会阴穴。当然这是理论上的说法，实际上针刺会阴穴，太不方便了，于是就把另一极延长到足底的涌泉穴。涌泉穴就在脚掌前部，在卷足的时候，足前部有一个凹陷的坑，这就是涌泉穴所在的位置，大约相当于足底第二趾和第三趾趾缝纹头端到足跟连线的前 1/3 与后 2/3 的交点上。针刺涌泉穴，就可以治疗高热昏迷、癫痫发作、精神分裂症的狂躁，这就是两极对应。

1 岁之内的婴儿"上火"（"上火"这个词是民间的说法，在中医学的正规术语中并不用，我这里是借用民间术语来讲这个问题）表现为眼屎多，鼻塞，脸上有小红疙瘩，口腔有溃疡，嘴里有味，哭闹不休。这么小的孩子，吃药是很困难的，可以用一种热性的中药如吴茱萸，请药房研成细粉，拿鸡蛋清或者米醋和成药团，捏成硬币大小，贴在孩子的涌泉穴上，包上保鲜膜，穿上小袜子。晚上贴上，白天拿下来，两三天以后，上面的热就降下来了，这就是两极对应原理。这个方法也适合成年人的高血压、围绝经期综合征、头脸胀热、脚下冰凉。

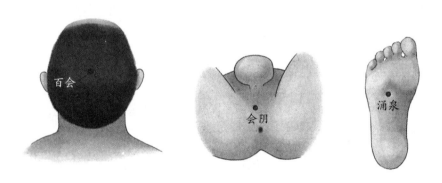

如果你的朋友到你家里来玩，你发现他坐不安稳，问他怎么了，他可能告诉你，他的痔疮发作了，疼！这时候你可以把他的上嘴唇提起来，会发现他上唇系带那里可能有个充血的小红疙瘩，你用消过毒的针把那个红疙瘩挑破，出点血，他的痔疮疼痛会立刻减轻，这也叫两极对应。口腔和肛门是消化道的两头，当然是两极对应。但是治疗痔疮，你一定要让朋友去医院，不是简单地治治嘴，在上唇系带上放放血，就可以治愈痔疮的。还要注意，你的朋友来到你的家，你不能随随便便就提起人家的上嘴唇，去问人家有没有痔疮，这样做是很容易导致误会的。

耳尖放血，可以治疗头部的病痛和血压突然升高，其实既包含着顺序对应，也包含着两极对应的问题。从顺序对应来说，耳垂对应的是头部，耳尖对应的是臀部，耳尖这个部位就相当于两阴之间的会阴穴或者两足底的涌泉穴。针刺涌泉穴可以治疗头部的病，耳尖放血自然也能治疗头部的病。我们前面说过，比如血压突然升高、头痛、红眼病、针眼等，这并不是因为把血放出来减了压力，放那么一点点血，根本不可影响血液循环的量，为什么可以降压？就是因为用这种刺激方法，激发推动了机体的自我调节机能，通过自调机能的调节，把血压降下来了。

上下对应、左右对应是什么意思呢？走路没小心，扭伤踝关节，崴脚了，局部疼痛难忍，如果你想帮助他，千万不能按摩受伤的踝关节。因为这个时候毛细血管还在断裂渗血，按摩之后，肿胀、疼痛会更厉害。但为了缓解疼痛，可以按摩同侧的腕关节，这叫上下对应。还可以按摩没有受伤的另一侧踝关节，这叫左右对应。再加对侧的腕关节，这叫上下左右对应。于是一个地方的病痛，我们就可以找到多个刺激按摩的区域，运用起来，就可以得心应手、左右逢源了。

前后对应是什么意思呢？治疗背痛腰痛，医生在病人的胸部和肚脐周围扎针；治疗肚子痛，医生在背后扎针，这就是前后对应。

同类对应又是什么意思呢？所有的关节都可以调理关节的病痛，比如髋关节痛，在按揉活动过疼痛的髋关节后，按揉活动一下对侧的髋关节，这叫左右对应，按揉活动一下同侧的肩关节，这叫上下对应，按揉活动任何一个腕关节、肘关节、膝关节、踝关节，就叫同类对应，都有利于缓解髋关节的疼痛。所有的头儿，如手指头、脚指头，都可以帮助调理头部的病痛。用简单的十指放血的方法，很快就能缓解头晕头痛的症状，古代常用于急救昏迷、休克、中暑、热病、癔症、惊厥、癫痫发作、小儿高热抽风、高血压等。刺激手指头治疗头部的病，这就叫同类对应。

临床现象告诉我们，这些**依照部位对应选取刺激区域的思路和方法，能鞭策人体的自调机能，改善许多病痛的临床症状，简便易行，行之有**

效。机理当然需要进一步研究。

在中医诸多选取刺激区域的思路和方法中，经络和俞穴，也就是穴位，是不可忽略的。但在伴随着现代科技兴起的解剖学和生理学中，从来没有提到过经络。经络究竟是什么？经络究竟有还是没有？经络对人体的健康，究竟是有作用还是没有作用呢？请看下一章。

第十二章

探经络实质，
做健康主人

本章精彩看点

经络的实质是什么？为什么说"经络是生命的基本特征之一"？

中科院的祝总骧教授为什么起初想证明经络不存在？

祝总骧教授创立的"312经络锻炼法"让自己的健康发生了什么变化？

"312经络锻炼法"对养生保健有什么"惊人"之处？怎么练？

经络、穴位还有多少尚未发现之谜等着我们去发现？

人类经络认识史

前面我说过，曾经有一个工人腰部急性扭伤，被人用担架抬来，父亲用腿窝放血的方法治疗。十几分钟后，这个人自己走了出去，还把抬自己的担架也拿了出去。这种立竿见影、手到病除的效果，当时把我惊得目瞪口呆。

后来我学了中医，学了经络，又和父亲谈起这件事，父亲告诉我，放血的地方叫委中穴，是足太阳膀胱经的穴位，膀胱经脉经过腰部，腰肌拉伤，有的肌肉纤维撕裂，小血管断裂，出于自我保护的反应，就出现了腰部肌肉的痉挛，腰就疼痛不能动了。委中放血，是给膀胱经脉一个强刺激，激发经脉中的气血活跃起来，这种变

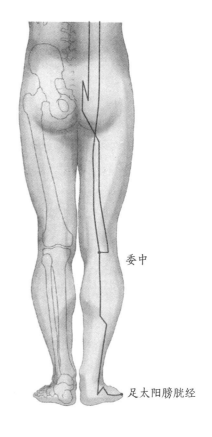

委中

足太阳膀胱经

化顺着膀胱经传到腰部，使腰部肌肉气血也活跃起来，肌肉的痉挛就会得到缓解，疼痛可以立即减轻甚至消失。我这才明白，原来委中放血治疗腰痛是按照经脉循行的理论来指导刺激部位而选择的。

在人类文化历史的长河中，只有中国古代发现了经络，并且运用到疾病的防治上。由于现代医学对经络知之甚少，所以现在的很多年轻人不太接受，也不能理解中医和经络，准确地说既不懂也不信。因为他们读过的书没有这些东西，又没有经过亲身的尝试。

有一次，某电视台的一位年轻编导智齿周围发炎，疼痛难忍，半边脸都肿了。其实这种情况对她来说，已经反复多次了，以前需要吃至少1周的消炎药才能好。这次听朋友劝说，进了中医院，医生二话不说，扎针！她心里感到很恐惧。再细的针也是针呀！要扎自己的肉，会不会很痛呀？再说这是炎症，应该消炎啊，扎针能管用吗？可是，既来之则安之吧。

在半好奇半恐惧之下，她决定试试。医生把针扎下去，她感到并不怎么疼。起针以后，结果出乎她的意料！肿胀的半拉脸儿，立刻感觉轻松了，3天后肿也消了，牙也不疼了。

这一次的体验，让她对中医有了重新认识了。人们常说中医治病慢，西医治病快，她说："我看中医也可以迅速止痛，一点儿也不比西医的止痛药慢啊！"这是对中医和经络针灸由不认识到初步认识的过程。

其实我对经络也是从不认识到有一点认识，逐渐发展的。我上中医学院后，假期跟父亲看诊，一次看到父亲给一个老大爷扎针，父亲经常针药并用，那人胃痛，弯着身子侧着躺在病床上，面色苍白，冷汗淋漓，双手捂着上腹部，说胃部冷痛，就像一块冰坨子在冰着。扎的是足三里穴，还不断地提插行针（中医将其手法操作称为行针），行针五六分钟，老大爷说，有一股热流慢慢地从腿上上来了，到胃了。10分钟左右，老大爷说冰坨子化了，胃暖和了，不痛了！

我好奇地问："您用了什么方法，能让病人有热感，不会是心理暗示吧？"父亲说，这个行针的手法叫**烧山火**，从皮下到深肌层，分浅、中、深三层，中医分别叫天、人、地，进针后，用力往下分层按插捻转，第

一次插过天，第二次插过人，第三次插过地，
然后轻轻慢慢地一次提到皮下，提的时候不
要捻转。这叫进三退一，就这样反复提插，
几分钟后，病人的效应就是热的，就能缓解
寒证，所以就叫烧山火。

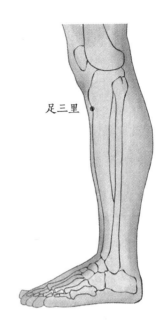

足三里

又有一次，门诊来了一位女士，说腹股
沟长了个大疖子，打了几天的抗生素，也吃
了消炎药，疖子既没有消散，也没有破溃，
又胀又热又痛，走路都不敢迈大步。父亲在
她的上臂选了一个穴位，不过至今我也不知
道是什么穴，随后又在不停地提插。不多一
会儿，病人说，长疖子的地方，有一股清凉
的感觉，很舒服，热胀疼痛的感觉减轻多了。但这个病人没有清凉之气
沿着经脉传导的感觉，而是病变部位直接感受到的。我问这是什么手法，
父亲说是**透天凉**，手法和烧山火相反，是退三进一，先把针扎到深肌层，
也就是地层，然后紧力提一、提二、提三，提的时候略加捻转，分别通
过地、人、天到皮下，再轻轻慢慢地按压到深肌层，按压的时候不要捻
转。就这样退三进一反复操作，有清热泻火的作用，敏感的人的病变部
位就会有一种凉爽舒适的感觉，所以叫透天凉。寒证或是热证越是明显
的人，用这种手法后，冷热的感觉就越明显。

开学回学校不久，广州中山医科大学的侯灿教授到我校做学术报告，
其中提到烧山火、透天凉机理的实验研究。方法是用一个生理容积仪，
放上水，把小臂放到生理容积仪的水里，测试烧山火、透天凉的手法对
小臂体积变化的影响。因为小臂体积的变化主要是受血液循环量的影响，
尤其是毛细血管微循环血流量变化的影响，通过观察生理容积仪外边小
玻璃管中水柱的高低，就可以知道小臂体积的变化。如果血管扩张，小

臂体积增加，水柱就要升高；如果血管收缩，小臂体积减小，水柱就会下降。找有经验的针灸医生，用烧山火手法扎另外一个胳膊的穴位，结果发现水柱慢慢地升起来，说明烧山火手法能够诱发小臂毛细血管的扩张。同样还是这个医生，还是这个受试者，休息一定时间后，改用透天凉的手法，发现水柱慢慢地降下来了。所以实验证实，烧山火和透天凉手法的不同，确实能够改变毛细血管扩张或收缩的状态，这既有临床依据，又可以被实验证实。

但侯老师在讲座中，并没有讲烧山火手法使毛细血管扩张、透天凉手法使毛细血管收缩的机理，因为他这次讲座的主题是实验方法设计，而不是讲烧山火、透天凉的机理研究。讲座结束后，我到后台当面问老师，他说这是一个提拉和按压的问题，**进三退一是以按压为主，按压占优势的刺激，使毛细血管扩张。退三进一是以提拉为主，提拉占优势的刺激，使毛细血管收缩。**就是这两句话，使我感到茅塞顿开。

如果病变部位的毛细血管过度扩张充血郁血，局部代谢旺盛，产热肯定增加，病人就会有热胀疼痛的感觉，这就是实热证。如果病变部位的毛细血管过度收缩痉挛，血液循环量减少，代谢降低，产热减少，病人就会有冷痛的感觉，这就是虚寒证。头痛的病人如果喜欢在额头上撮痧，撮痧就是用手揪出一条条血印，说明他头部血管扩张充血，这就是热实证。这样提拉可以使扩张充血的毛细血管收缩，从而减轻症状。如果他按压以后感觉更舒服，说明他头部的毛细血管是收缩痉挛的，这就是虚寒证。这样按压，就可以使痉挛的毛细血管扩张，供血增加，从而改善虚寒的症状。烧山火和透天凉，只不过是把这个原理用针刺手法表达出来罢了。

这种认识对不对？有一次很好的临床验证发生在我同宿舍的同学身上。我这个同学胃痛，常常把手伸到衣服里摸着胃部，找医生看病的时候也是这个动作。医生以为这是喜温喜按，属于虚寒，于是就用了温中散寒、止痛的药。服药 2 周，结果他胃痛加重，痛得睡不着觉，额头上还起了大片痤疮，头也开始痛了，一量血压还高了。我掀起他的衣服，发现他的手在揪胃部的皮肤，已经揪出几条血印。我说你为什么揪肚皮，他说揪着舒服。我说看来你的胃痛不是虚寒，是实热，赶快找医生换药。后来改用清胃火的药，他的胃痛缓解了，痤疮、头痛和血压高也都缓解了。可见喜欢提拉还是喜欢按压，真是辨虚、实、寒、热的证据。

烧山火和透天凉的机理问题解决了，可是我的疑问更多了：毛细血管和经络有什么关系？经络到底是什么？为什么运用这种烧山火、透天凉的针刺手法一定要找经络、选穴位进行刺激，而不是选阿是穴？

经络的实质到底是什么

针灸教科书上说，经络是经脉和络脉的总称。经脉是运行气血、调节阴阳的主干，是粗大的，贯通上下，沟通内外，相对来说是位于深层的；络脉是经脉的分支，具有网络的含义，位于浅层，较细小，纵横交错，遍布全身。整个经络系统内连脏腑，外络支节，把人体联系成一个有机的统一整体。

《黄帝内经》里还说过，地有十二经水，人有十二经脉。我的理解就是，**经络系统就像是地面上的河流，河流的主干就是经脉，河流的支流就是络脉。**

《灵枢·经别》里甚至说："夫十二经脉者，人之所以生，病之所以成，人之所以治，病之所以起，学之所始，工之所止也。"意思是说，经脉系统，人因为有它的通畅才能健康生存，疾病因为有它的失调才能引起和形成，学医要从学习经脉开始，医生是否高明，就看他对经脉了解和掌握的程度如何。

这么重要的系统，它的实质到底是什么呢？经脉对养生保健又有什么作用呢？这都是一直使人们困惑的问题。

1972年2月，美国总统尼克松访华前，美国代表团的成员听说中国有一种名为针刺麻醉的技术，可以在病人清醒状态下实行手术，就提出要观看针刺麻醉手术。

得到我国政府批准后，尼克松总统的先锋官、政府官员、新闻媒体人员、总统私人医生等30多人，在北京一家医院观摩了针刺麻醉手术实施的全过程。他们提前拜访了即将接受手术的病人，询问病人是否用过止痛药，是否同意他们到手术室观看手术等。手术中，美国人详细观看了全过程。从针刺麻醉操作者在病人接近手腕外侧扎针捻动，到实施开胸手术，到病人安详的表情，到呼吸、血压、心率等数据，全部做了摄像和记录。术后，病人还从手术台上坐起来，笑容满面地回答了美国人的提问。看到病人神志清醒、平静自如、没有痛苦的表情，美国代表团成员确实被针刺麻醉的神奇效果折服了。

但这时候我国的中医界却分成了两派。一派人认为没有经络只有穴位，否则不能解释针刺麻醉的现象，认为经络只不过是古人头脑中假想的一种沟通脏腑与脏腑、脏腑与体表、体表与体表之间联系的通道，并没有什么实质结构存在，如果有实质存在的话，现代医学应该早就研究出来了；另一派人还是坚持有经络实体的存在，但是当时还提不出更多的证据。

1973年，上级有关部门调派中国科学院生物物理研究所的一位叫祝总骧的教授去研究经络，组建北京经络研究中心。祝教授做过多年的解剖学和生理学教学，他当时心想：经络？哪里有这个东西呀？解剖学和生理学中都没有见到、说到经络，人活得好好的。既然上级调我去研究经络，我就用生物物理学的方法证明经络并不存在，去证伪，也就可以交卷了。

　　如果祝教授能够用生物物理学或者生物化学的方法，证明经络根本就是不存在的，是古人在头脑中假想的通道，那也真的算是对生命科学的一大贡献。意外的是，**祝教授在近几十年的研究中，不仅没有能够证明经络不存在，反而证明了经络是真实地客观存在的，证明把经络用于养生保健和防治疾病，有着惊人的意想不到的效果。**

　　祝教授的研究方法简单到让人意想不到的地步。因为他认为，古人不可能用复杂的方法和精密的仪器来发现经络，所以我们今天的研究方法，越简单越好。他用声学的方法研究发现，经脉循行线具有高振动音特性。用电学的方法测定，经脉循行线具有低阻抗特性。几十年来，他和团队运用上述声学和电学的方法测试了几万人，都能够准确地找到 **14 条经脉在体表的循行线，这些经脉的体表循行线终生不变，而且与《黄帝内经》所记述的经脉循行线基本一致。**于是这位最初抱着证伪的决心来研究经络的人，现在比任何人都相信经络的客观存在，他甚至说，**"经络是生命的基本特征之一"**，只要有生命，就有经络。

　　当然，研究经络的不仅仅是祝教授的课题组，还有很多专家。这些现代研究成果证明了**经脉具有感传特性，针刺的感觉可以沿着经脉传导；**证明健康人的经脉循行线，具有高红外辐射特性、高冷光辐射特性、高钙离子浓度特性、高二氧化碳释放特性、高磁场特性；经脉循行线还是放射性同位素穴位注射后的优势扩散线。还有观察发现，在人体的经脉中会形成毛细血管间的组织液的流场，这有点像海洋中的洋流，没有管子，但有水流。而且这些生物物理学和生物化学的特性，有的还找到了解剖学的基础。这一切研究都证实：**经脉确实是存在的，而不是假想的。**用祝教授的话来说，"经络是多层次、多功能、多形态立体网络结构的调控系统"。

中科院祝总骧教授的"312 经络锻炼法"

我认识中国科学院的祝总骧教授是在 20 世纪 80 年代早期，说起来都快 40 年了。第一次见他，是到他的研究室参观，那时他 60 来岁，身体并不好，人很消瘦，食欲不振，胃胀胃痛，很怕冷，听他老伴说，夏天睡觉还要盖棉被，被协和医院诊断为萎缩性胃炎，同时还有严重的神经衰弱，彻夜失眠，白天困倦，精力不足，记忆力减退。用过很多药物，无论是胃病还是失眠，都没有效果。

可是过了半年多，我第二次见他，想请他给我们大学的学生介绍他的研究成果时，他就像变了一个人，面色红润，精力充沛。

我问他："半年没有见，您吃了什么灵丹妙药，把自己的病治好了？"他说："以前吃了很多药都没有效果，有一天突然想到，我们既然已经证明经络是真的，是存在的，那我就自己实践一下，看看经脉到底能不能治病，能不能治疗我身上的病。可是全身那么多经脉和穴位，从哪里下手呢？"

祝教授说："我的实验结果发现实验所测出来的经脉线，和《黄帝内经》所记载的经脉线大体一致，但也有差异，越是接近肢体末端，重合率越高。也就是说越是肢体末端的穴位越准确。于是就决定在肢体靠近末端的地方选穴位进行按摩刺激。"

"我们通过刺激经脉的方法，促进经脉中的气血循环，肯定会有很好的效果。可是 14 条经脉、数百个穴位，我从哪里入手？"祝教授在他的经络实证研究基础上，并经过自己的亲身实践，创立了"**312 经络锻炼法**"。也就是用"312 经络锻炼法"很快使他恢复了健康。

3 个让人惊讶的穴位

为什么叫"312 经络锻炼法"？

"3"是指按摩 3 个穴位，即合谷穴、内关穴和足三里穴。

合谷穴在手背第二掌骨桡侧的中部，是大肠经的原穴。为什么叫合谷？合是汇、聚的意思；谷，就是两山之间的空隙地带。意思是大肠经的原气经过并汇聚在这里，形成强盛的气场。大肠经从手走头，沿着上肢外侧的前缘上行，循行部位涉及上肢、颈部和头面部，在内和肺以及大肠相连。

按摩合谷穴，可以活跃大肠经的经气，也就是大肠经整个通道的气血循环，可以调节治疗消化系统病症，如腹痛、便秘、肠炎、痢疾，可以防治呼吸系统的病症和外感病症，如感冒发热、咳嗽哮喘、咽喉疼痛，还可以防治头面五官许多病症，如头痛目眩、各种鼻炎、耳鸣耳聋、目赤肿痛、眼睑下垂、牙痛、口疮、口腔溃疡、舌痛、面神经麻痹、脑卒中、肩周炎、网球肘、颈椎病等，祝教授甚至把它说成是**"脑卒中的天然克星"**，中医针灸歌诀里的**"面口合谷收"**，就是讲合谷穴的作用。

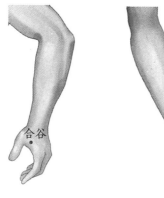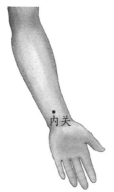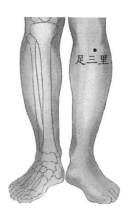

内关穴在前臂掌侧腕横纹往上 2 寸（3 横指）的两筋之间，为什么叫内关？内是内部；关是关卡、关隘、关口。这里是心包经的体表经气注入体内的关口。内关穴是心包经的络穴，就是说心包经在这里分出络脉和三焦经相通。心包经起于心包，就是心的外围，从胸走手，沿着手臂内侧正中线循行。按摩内关穴，就可以活跃手厥阴心包经的经气，以及三焦经的经气，可以防治胸腹部所有的病症，像心痛心悸、心烦失眠、抑郁躁狂、胸闷胃痛、恶心呕吐、嗳气呃逆、黄疸、怀孕后的呕吐、咳嗽哮喘、乳腺增生、乳汁缺乏、肘臂痉挛性疼痛等。祝教授把它说成是**"心脏病、哮喘病的自疗法宝"**，针灸歌赋中的"胸腹内关谋"就是这个意思。

足三里穴在小腿前外侧，外膝眼下 4 横指就是 3 寸，距离胫骨前缘 1 横指。为什么叫足三里？有一种说法是，足指穴所在部位为足部，就是下部，这是和手三里穴相区别的。三里，指本穴的作用范围有方圆三里之广。足三里是胃经的合穴，意思是由肢体末端而来的经脉之气，就像水流合入大海，到这里最大。胃经从头面胸腹一直沿着下肢外侧的前缘到脚，按摩它可以活跃胃经的经气，促使胃经整个通道的气血循环，**除了可以防治消化系统的病症外，从头到脚几乎所有的病症都可以防治。**消化系统的病症如胃胀、恶心呕吐、嗳气泛酸、肠鸣腹胀、拉稀便秘、消化不良等，其他病症我们从上往下来说：头晕耳鸣、目赤肿痛、鼻塞流涕、胸闷气短、咳喘多痰、肺痨咯血、心悸气短、心烦失眠、躁狂疯癫、乳腺炎、赤白带下、痛经闭经、小便不利、遗尿、膝关节和小腿疼痛、下肢萎软不遂等。按摩此穴还有降血压、强壮身体、提高免疫机能的作用。因此，有人说**"若要身体安，三里常不干"**，是说常用灸足三里穴的方法，就可以达到健康长寿的效果。

亚洲的东北部有一个长寿村，据说那个村子的村民，从 18 岁起，每年冬至那一天，都要用瘢痕灸法灸足三里，他们的长寿是不是和这个风俗有关，现在没有得到考证，但是我经历的一件事情，却使我感到这个穴位的重要。那是很多年前，某医学院校生理教研室的老师们带着学生检测 100 多名退休人员的免疫机能，检查结果发现，其中有 30 多位老年人的免疫机能低下。这批免疫机能低下的老年人，就到生理教研室求助。教研室的老师发给他们几把艾条，让他们灸足三里，每次每穴灸 20 分钟，每天灸 1 次。几个月后复查，绝大多数人的免疫机能指标都恢复到正常，这使生理教研室的老师们都感到很吃惊。可见**足三里穴的强壮作用，是不可小看的**。

这几个穴位，左右各一，实际上是 6 个，用拇指自己按压，按上去揉一揉，再放松，2 秒钟一次，1 分钟做 30 次，6 个穴位，6 分钟就做完了。祝教授说，"合谷内关足三里，日按一遍健全身"。

腹式呼吸可促进 9 条经脉的气血循环

"312 经络锻炼法"的"1"，是指**腹式呼吸**，就是意守小腹部，也叫意守丹田，主要靠腹部肌肉的运动和膈肌的上下运动来呼吸，尽可能不用肋间肌的运动来呼吸。祝教授认为，腹部有 9 条经脉，其中肝经、脾经、胃经、肾经左右各 1 条，正中是任脉，共 9 条经脉通过腹部，因为经脉都在肌肉中循行，通过腹式呼吸的腹部肌肉运动，**就促进了 9 条经脉的气血循环**。时间可以根据自己的情况，每次做 10 分钟或更长的时间。

锻炼双腿，能激发所有通过腿足的经络

"312 经络锻炼法"的"2"，是指**锻炼两条腿**，因为足三阳经和足

三阴经都通过腿部，并纵贯全身。祝教授提倡的是**下蹲运动。两腿下蹲，站起反复多次，每次做八九分钟，可以激发所有通过腿足的经络，促进气血通畅，调节人体阴阳平衡。**当然，有膝关节病变的人不能下蹲，也可以用快速走路、骑车、游泳等其他体育运动的方式，来代替下蹲运动。

心要静，身要动，百岁健康不是梦

"312 经络锻炼法"就是这样**通过穴位按摩、腹式呼吸和以两腿下蹲为主的体育运动来激发人体经络之气的运行**，从而达到经络"行血气、营阴阳、决生死、处百病"的作用，有病治病，无病强身。三项活动也可以分开做，不一定一次把三项活动都连续做完。

祝教授通过自己的研究找到了经络，又把研究成果首先用到自己的身体健康调节上，不到半个月，食欲有了，胃不痛不胀了，不到一个月，睡觉好了，几分钟就能睡着，连叫都叫不醒。脑力、体力、精力都明显提高。祝教授出生于 1923 年，90 岁的时候，从家到研究室十几千米，每天骑自行车上下班，而且快骑到研究室的时候，还要下车推车跑步千余米。这样的运动量，别说是 90 岁的老人，就连年轻人恐怕都不容易做到。在每年的体检中，教授的血压、血糖、血脂、肝肾功能等全部正常，有的指标和小伙子是一样的。创编"312 经络锻炼法"的祝教授，本人就是经络锻炼的受益者。

我们应当注意的是，**"312 经络锻炼法"，既有对穴位的按摩刺激，又有肌肉肢体的运动，是运动和按摩完美的结合，但出发点都是为了促进经脉气血的循环。**

我提倡的健康养生法是"心要静，身要动"，而"312 经络锻炼法"也正是心静身动的结合。"312 经络锻炼法"后来被国家体育总局推荐为科学健身法。中、美、英、法、新、马等全球数十个国家，超过 1 亿练习者受益，欧盟连续 11 年派遣代表团来华学习，国内外数十家媒体持续关注 30 余年。

我曾经参加过一次"312 经络锻炼法"练友联谊会，是采用这个锻炼方法的人们，交流自己锻炼的心得体会。练友们的发言着实使我震撼。很多患有糖尿病、高血压、高血脂、冠心病、哮喘病、胃肠病、严重失眠等疾病的病人，通过"312 经络锻炼"，不再使用药物，而一切指标正常、症状消失，达到恢复健康的标准。这使我过去认为许多疾病都需要终身吃药的观念产生了动摇。

祝教授的口号是，**每天只需 25 分钟，随时随地都可以练习，循序渐进，持之以恒，满怀信心，百岁健康从此不再是梦！**

经络穴位还有很多谜等着我们去研究、利用

祝教授经常说，对经络的刺激，可以改善气血的循环，我们前面又提到烧山火和透天凉的手法，可以改变毛细血管的收缩和舒张状态。经络和血液循环到底是什么关系呢？

原来解剖学的研究发现，在经脉这个通道上，毛细血管特别密集，针刺或者按摩穴位以后，可以改变毛细血管扩张或者收缩状态。也就是说，原来毛细血管处于收缩痉挛状态，供血不足，给它刺激以后，它就可以自动调节到适当扩张、供血增加的状态；原来毛细血管是充血郁血、血流不畅的，给它刺激以后，它就自动调节到适当收缩、血流畅达的正常状态。而且这种调整状态并不仅仅局限于刺激穴位的局部，还会沿着经脉的循行路线慢慢地传导下去，一直传导到相关的内脏，从而就可以明显地改变相关内脏的气血循环，把相关内脏的健康状况，调节到最佳

状态。这就是为什么运用针刺的手法技巧，可以使病人有冷热的传导，并且使这种感觉直达病所的道理所在。但这种血液循环调节改善的变化，是如何沿着经脉推进的，现在还是一个谜。

但是我们可以得出结论：**刺激经脉或者经脉上的穴位，可以调动人体的自调机能，调节相关内脏的健康状况，可以消除亚健康和改善某些疾病的症状。**我们也就能够理解《黄帝内经》所说的**经脉具有的"行血气、营阴阳、处百病、决死生、调虚实"的功能**了。

使我常常感到不可思议的是，我们的老祖宗究竟是用什么样的方法发现了经络的存在，并且能把经脉的循行路线描述得这样清楚准确？又是用什么方法发现了中医学中的许多原理，把经络和其他许多原理用于防治疾病，获得了可靠的疗效？而我们现代人别说发现这些东西，就连它的实质究竟是什么都还没有研究清楚，以致对它不理解，甚至想到要把它淘汰掉。这是人类文化历史上的进步还是退步呢？

每个人都能做自己健康的主人

中医药学，是伴随着人类的出现而萌芽的，是伴随着中华传统文化的丰富而成长壮大的，是伴随着人类文明的进步而发展成熟的。我相信，只要我们这个星球上有人类存在，中医药学就会存在！当然在中医药学漫长的发展道路上，诸多文献中有泥沙俱下的，有鱼目混珠的，有主观臆测的，有故弄玄虚的，所以它并不完美无瑕，只要我们认真研究，去其糟粕，取其精华，最终它会被全世界的人们所了解、所理解、所接受。

我祝愿每一位朋友，能从我们老祖宗留下来的中医养生保健思想和方法中汲取营养，人人健康长寿。

与生俱来的自调机能是健康的守护神，每个人都能做自己健康的主人；修心养性，减少对自调机能的干扰；顺应自然规律和生命规律，减少自调机能的损耗；运用各种刺激手段，促进自调机能永葆活力。这是**健康养生的三大关键**。当然，防御外邪也是养生防病的重要方面，这是每个人都容易理解和做到的事情。最后，我有一段顺口溜送给大家：

> 善心对世界，恬淡并虚无。
> 消除贪嗔痴，德高性宽厚。
> 经常偷着乐，切勿乐过头。
> 气是惹祸根，酒是穿肠毒。
> 饮食宜清淡，饥饱须适度。
> 排便要通畅，睡眠应充足。
> 循经拍推按，气血畅通流。
> 心静身常动，健康又长寿。

附录

郝万山健康语录

★ 对人的一生来说，什么最重要？肯定就是健康，因为没有健康，就没有一切！

★ 一个人，只有躯体健康、心理健康、社会适应良好和道德健康四方面都健全，才是一个健康人。

★ 我们是人，和动物最大的不同是，人是有理智的，一个健康的人是能够用理智控制情绪和一切行为的。

★ 有的人好像是为舆论在活着，我想问你：你是为自己、为事业活着呢，还是为舆论活着？

★ 每个人都应当在事业上不断进取，在财富上不断追求，在学术上不断创新，但不管你处在什么地位或者什么阶层，都要时时找到一种满足感和幸福感，也就是中国人经常说的"知足常乐"的感觉。

★ 健康包括形体健康和心理健康两方面，无论是哪一方面的失调，都是健康的失调，都不是健康人。

★ 现实生活中有许多人存在着一种似健康非健康、似病非病的中间状态。

★ 在任何年龄段都有大量的亚健康人群，亚健康并不是中老年人的专利，和年轻人的关系也十分密切。

★ 世界卫生组织把亚健康当作21世纪人类健康的头号杀手。

★ 生命的开始，就是衰老的启动。所以养生抗衰老，从小就要开始，一生中都要进行。

★ 抗衰老的过程，就是抗亚健康的过程，就是抗慢性病的过程。

★ 保护人体健康的关键，是人体的自我调节机能，这个机能是与生俱来的，是自动调节的，又是优化调节的，也就是把人体的机能自动调节到最佳状态。

★ 导致个体出现健康问题的主要原因就是人体自调机能的失调或下降。

★ 健康是掌握在自己手中的，健康是需要自己管理的，我的健康我做主！

★ 恶性肿瘤的病因虽然至今还不确切知道，但国际上很多医学家认为，它和不良情绪、心理创伤在潜意识中留下的记忆有关。

★ 我们人体的气，该升的升，该降的降，该出的出，该入的入，但一定要流畅无阻。

★ 怒是人对外界某些刺激的心理反应，如果一点火就着，根本不值得发怒的事情也发怒，往往是肝火旺的表现。如果一点都不会生气，这人也不正常，这可能和肝气、肝血太虚有关。

★ 有的女士在月经期，盛怒之后月经突然中断，随后出现了小肚子胀痛、两胁痛、肝区痛、乳房胀痛、眼睛胀痛，还有严重的头痛。为什么？因为肝的经脉从脚沿腿的内侧上行，抵少腹，络阴器，布两胁，络胆属肝，继续上行过乳房，连目系，和督脉交于巅顶。她在盛怒以后，整条经脉的气血都是瘀滞的，在经脉的循行部位上，都出现了胀痛的现象，所以说"怒伤肝"。

★ 有严重心脏疾患的人，惊喜、狂喜、暴喜这样的情绪都要避免，一定要保持情绪稳定。

★ 思考问题是我们正常人普遍存在的心理活动，是一个人的正常生理功能，不会对健康造成损害。但如果思虑过度，或者所思不遂，就会导致气机的郁结，尤其是脾气的郁结。

★ 中医"脾"的本义，就是辅助胃肠将食物的精华物质和水液向全身输布的器官，也就是消化系统的消化吸收机能。

★ 人出生后，主要依靠消化系统通过和外界交换物质的方式来获取能量，所以中医说"脾胃是后天之本，气血化生之源"，我想每个中国人都能理解这样的认识和说法。

★ 有很多人只知道解剖学的"脾"，不知道中医学所说的"脾"原本含义。某人脾功能亢进，严重贫血，西医把他的脾切除了，他活得好好的，所以有些人说"中医关于脾是后天之本的认识是错误的，早就该淘汰了"，其实这些人是不知道中文"脾"的本来含义。

★ 在临床常见的疾病中，大约有 70% 以上的疾病，属于心身性疾病。

★ 消化系统的许多疾病的发病、发展和心理社会因素都密切相关，如上消化道溃疡（胃溃疡和十二指肠溃疡）虽然和幽门螺旋杆菌感染有关，但感染幽门螺旋杆菌的人并不一定都发病，而发病或者病情复发，在感染幽门螺旋杆菌的前提下，几乎都和精神心理因素相关。

★ 有的慢性结肠炎的病人，一生气就复发，会拉肚子，这正是心理社会因素导致的结肠炎的发作。便秘也和心理社会因素有关。

★ 月经紊乱、黄褐斑、脱发、失眠都和心理社会因素密切相关，都可以归属于心身性疾病的范畴。

★ 凡是得心身性疾病的人，基本都是聪明的人。所以，从健康这个角度来说，真可以说是"聪明反被聪明误"，面对一个很聪明的孩子，教育一定要以正面引导为主，以鼓励为主。

★ 有句话叫"外科不治癣，内科不治喘"，是说皮肤病和哮喘在治疗上都很困难，之所以困难，是因为医生对病人自身的心理因素往往束手无策，这就更需要病人本身进行心理、精神、情绪上的调节。

★ 内分泌系统的疾病，比如糖尿病、甲状腺机能亢进、肥胖症都和心理社会因素密切相关，尤其是甲状腺机能亢进，我所见到的病人发病、加重或复发，没有一个不是因为外界的精神压力或者紧张焦虑的心理情绪因素引起的。

★ 恶性肿瘤的发展和恶化与心理因素关系十分密切。有不少人知道了自己的病情后，惶惶不可终日，导致了病情的迅速恶化。

★ 男性的性功能障碍，如阳痿、早泄、遗精、性欲低下等，如果不是器质性病变引起的，无一例外，都和心理情绪因素有关。

★ 妊娠反应并不是病，是一种妊娠以后的正常现象，但反应的轻重和心理确实有一定的关系。

★ 难产、癔症、围绝经期综合征的发病及发展，和心理社会因素也密切相关，尤其是癔病，在一个女性群体中，常常因为心理的暗示而群体发作。

★ 厌食的儿童，家长或者监护者总想让他多吃，于是难免就会采取责骂的方法给孩子以压力，其结果是，一到吃饭，家长就给孩子压力，孩子一有压力，就更加没有食欲，更加不愿意吃饭，于是就造成了恶性循环。

★ 心理社会因素不仅可以导致疾病的发生和加重病情，在特殊的情况下，精神的崩溃甚至可以直接导致人的死亡。

★ 在疾病的潜病期、前病态的时候，也就是亚健康状态的时候，医生能帮上我们的忙吗？帮不上！因为疾病还没有诊断出来。这个时候只能靠我们每个人自己，通过养生，把疾病消灭在萌芽状态。尤其是把心身性疾病消灭在萌芽状态。

★ 魔由心起，病由心生。浇花要浇根，养生要养心。解铃还须需铃人，心病还要心药医。修心养性，排除干扰，解放自调机能，这是养生的第一关键。

★ 文化需要继承传统，养生需要借鉴历史。在古今中外的历史上，许多学派的核心就是对生命本质的参悟，对养生要领的阐释。

★ 养生要养心的"心"，指的是主神志、主管精神情感的"心"。

★ 养生要养心，是历代不同学派养生家共同的主张。而养心的关键就是静心，静能生慧。要做智慧的人，用大智慧处理一切事情，而不是用情绪来处理事情。

★ 心要静，身要动。静能生慧，动能生阳。动静相结合，健康属于我！

★ 一个人在压力大的时候、郁闷的时候发泄一下，是缓解压力、宣泄郁闷的一种途径。宣泄是需要的，宣泄的方法也是多种多样的。

★ 当你在某一个问题或者某一件事情上遇到了困难或挫折，千万不要陷在这个坑里爬不出来，赶快换一个方向爬出来，把自己的精力转移到另一个方向继续前进。只有傻瓜在一棵树上吊死，只有傻瓜才钻进牛角尖里把自己憋死。

★ 《黄帝内经》有"恐胜喜，喜胜悲，悲胜怒，怒胜思，思胜恐"的说法，这个方法是根据五行相克和五脏与情感相关的理论来分析的。

★ 从中医的角度来说，思为脾之志，在五行中属土；恐是肾之志，在五行中属水。土克水，所以思能胜恐。

★ 纠结放下了，释怀了，我们的自我调节机能也就解放了，也就可以自动地把我们的健康调节到最佳的状态。

★ 人的自我调节机能可以让身体自己给自己治病。

★ 各位朋友，今天你就去试一试，看看能不能做到物我两忘，意气俱静，连"什么也不要想"这个意念也不要有，但是并没有睡着。这样就可以使人体的自调机能发挥到淋漓尽致的地步。如果能做到，那就一定是有造化的。

★ 意守法，守什么地方？你可以意守丹田。丹田在脐下3寸的小肚子处。同时配合顺腹式呼吸，也就是吸气的时候小肚子轻轻地鼓起来，呼气的时候小肚子自然放松瘪下来。

★ 可以守身外之物。比如意守一朵玫瑰花，也可以默念字句，比如默念"松静"两个字，念着念着，就进入了放松、宁静的状态，这也是找"拴马桩"的方法，也叫"以一念代万念"，脑皮质宁静下来了，我们的自调机能就发挥出来了。

★ 当我们练好吞津的方法后，我们的唾液分泌多了，我们就会自然感到心不烦了、不焦虑了、不紧张了、淡定泰然了，这显然对整个心身健康有极大的好处。

★ 主动练习入静的方法或者说技术，有三个特点：一是放松、二是愉悦，三是专注。不管你用什么方法，只要进入这三种状态，就是养心，就是养生，就是对自调机能的解放。

★ 日常生活要达到哪"三种状态"呢？它们就是放松状态、专注状态、愉悦状态。只要有这"三种状态"，即使工作了一整天，也不会感觉到疲劳，因为这个状态近似于练功的身心状态。

★ 有"四个快乐"是我们健康的得力助手，它们是助人为乐、知足常乐、自得其乐、没乐找乐。

★ 喜则气缓，经常保持愉悦的心情，利于身心放松，利于解放自调机能。

★ 快乐和不快乐，完全看你自己的心态。你觉得快乐就快乐，你觉得不快乐就不快乐，这就是境由心造，乐由心生。

★ 养生的一大要领就是，顺应自然规律和生命规律，降低自调机能的损耗，保护自调机能。

★ 真正的医生就是我们体内的自调机能，真正的灵丹妙药就在我们体内，就看你能不能很好地发挥它的作用。

★ 7天，这就是普通感冒的自然病程，自然病程结束了也就自己好了。我把它叫作外感病的7日节律。

★ 感冒以后体力的休息十分重要，这是保护正气、促进疾病自愈的重要手段。

★ 在得感冒期间，无论是体力活动过度，还是脑力的过度疲劳，都不利于疾病的自愈。

★ 得了感冒，不仅体力和脑力都不能过劳，注意饮食清淡，不要吃饱，也极其重要。

★ 没有规律的生活，随意应用和内分泌相关的药物，对正常生理节律的影响，都是十分明显的。这就提示我们，养生一定要遵循自然规律和生命规律。

★ 在《黄帝内经》看来，人和万物都是天地大自然的子女，人和万物与天地大自然就是子女与父母的关系。

★ 古人认为天地大自然是人类的父母，所以要了解人的生理功能和病理特点，就要采取"仰观天文，俯察地理，中知人事"的方法，要求医生的知识结构是"上知天文，下知地理，中知人事"。

★ 太阳的东升西落，铸就了大自然和一切生命的昼夜节律，如果你能过着日出而作、日落而息的生活，就是遵循自然规律和生命规律，就能把自调机能的损耗降低到最低限度。

★ 如果不是出于工作需要而过着白天睡觉、夜间疯玩、昼夜颠倒的生活，肯定会对我们的自调机能造成很大的损耗，这显然不利于健康。

★ 春气温和、夏气暑热、秋气清凉、冬气凛冽的四季规律，给地球上所有的生命打上了深深的烙印。一切生物按照自然规律生、长、收、藏，就能应天时、得地利，顺利完成生命的轮回。

★ 如果一个人在夏季把空调温度调得很低，在冬季把暖气温度调得很高，违逆冬寒夏热的自然规律生活，也必然会对健康不利。

★ 在自然界，如果一棵植物违逆自然规律，一定要冬天发芽生长，等待它的就是死亡。

★ 四时阴阳，阴阳四时，就是四季阴阳的消长变化，或者说是阴阳的四季消长变化，是万物产生和灭亡的本源。高明的人，应当春夏养阳、秋冬养阴，顺应化育生命的根本规律，这样就能够和地球上的万物一样生长沉浮。

★ 中医所讲的阴阳，原本不是哲学，更不是迷信，而讨论的是大自然化育生命的基本条件，没有阴阳的不亢不烈、不冰不寒、协调稳定变化，就没有生命的化生。

★ 没有阴阳的平衡协调的交替运动，就没有生命的诞生。

★ 毫无疑问，地球上所有的生命都被打上了阴阳的烙印。换句话说，阴阳就是大自然赋予地球生命的"遗传密码"。

★ 阴阳的存在，是万事万物形成和存在的根源和基本条件。

★ 中医的阴阳学说，也包括五行学说，原本是古代人类运用自身的眼、耳、鼻、舌、身、意观察自然现象、总结自然规律、探索生命化生的基本条件以至生命起源，所得出的自然科学结论，属于古代自然科学的范畴。

★ 凡是明亮的、温暖的、躁动的、向上的、积极的，就属于阳；凡是黑暗的、寒冷的、宁静的、向下的、消极的，就属于阴，因此，《黄帝内经》进一步总结为"阴静阳躁"。

★ 中医把人体内具有温暖作用的、可以提供热能和动力的细微物质，叫阳气；把具有滋润作用的、可以提供物质基础和营养的细微物质叫阴气。

★ 大自然的阴阳不亢不烈、不冰不寒、平衡协调，是化育生命的基本条件，人体阴阳的不亢不烈、不冰不寒、平衡协调，就是健康的保证。

★ 人体阴阳二气失调，就会形成疾病，所以《黄帝内经》里说："阴阳乖戾，疾病乃起。"乖戾就是失调，就是相背离，疾病就会产生。

★《黄帝内经》里说"生之本，本于阴阳"。治病必须从调理阴阳入手。因此，健康和阴阳就有着密切的关系。

★ 大自然在什么季节化生了什么样的食物和果蔬，对人类来说，就是最健康的食物和果蔬。

★ 用阴性或者阳性的药物来纠正阴阳失衡的病证的时候，也要适可而止，用得过头了也会引发新的阴阳失衡。

★ 在古代，五行和五材的概念是同时存在的，用的也都是木、火、土、金、水这五个字，但根本不是同一个层面、同一个层次的东西。

★ 一位中学老师也问过我，他的女儿找人算命，说命中缺水，纠正的办法是在床下放一瓶水，打开盖子，就可以解决问题。这其实都出于对五行的误解，是把五行和五材混淆了起来，把五材当作五行了。

★ 所谓五行，是指自然界气的五种运动趋向、运动状态。

★ 五行学说中，木、火、土、金、水这五个字，根本不是五种物质、材料或元素，而是气的五种运动趋向。"木"代表气的生发疏泄运动，就是升降出入的"出"；"火"代表气的上升运动，就是升降出入的"升"；"金"代表气的内收运动，就是升降出入的"入"；"水"代表气的潜降运动，就是升降出入的"降"；而"土"代表气的升降相平衡、出入相平衡。

★ 人在春季应当怎样养生呢？应当顺应阳气的生发和疏泄，使自己身体的阳气也生发疏泄出来。

★ 人们常说"春捂秋冻，百病不生"，这实际是提示在春季和早晨，保温是利于保护和促进阳气生发的。连衣服都要求适当多穿，要你却在这个时段喝凉水、用冷水冲澡，这和春季里小苗刚刚出土，突然来了一场霜冻有什么区别？

★ 自然界每年的春季和每天的早晨都是阳气的生发疏泄运动为主导，这在中医里就叫木气当令，也就是木气值班。

★ 夏季午睡，是保护阴液、减少损耗、保护心脏、抵御暑热的重要方法。

★ 在阳热亢盛的时段，为了防止人体的阳气过度亢奋，反而要采取潜降阳气的方法来养生，而不是顺应阳气亢盛的方法来养生。

★ 保养人体的阳气，既不能使阳热太过，也不能使阴寒太过，只有适中才是适宜的。

★ 一年之中，秋季阳气的运动趋向是内收的。一天之中，下午3点至晚上9点，也就是这申、酉、戌三个时辰，阳气的运动趋向也是内收的。

★ 有人建议，傍晚空气质量好，傍晚或者晚上是到室外运动锻炼的最好时间，其实这和《黄帝内经》秋季养阳气内收的思路不符合。

★ 在冬季违背了这个养藏的原则，就会损伤肾脏，使肾主藏精的功能受到影响。人们提倡冬季进补，主要是补肾的阴和阳。

★ 春季养阳气的生发，夏季养阳气的上升，这就叫"春夏养阳"，因为这都是阳气的阳性运动；秋季养阳气的内收，冬季养阳气的潜降，这就叫"秋冬养阴"，因为这都是阳气的阴性运动。

★ 阳气的生发和上升运动，属于阳性运动；阳气的内收和潜降运动，属于阴性运动。气的运动趋向由阳性转为阴性的时候，中间肯定会经过平稳的过渡。

★ 五行的本义既然不是指具体的材料和物质，五行的生克关系也就不应当用五种材料和具体的东西之间的关系来解释，而要用阳气的不同运动趋向之间的关系来解释。

★ 如果某行的运动太过，也会打乱五行间的平衡和协调，这就需要有五行之间相制约的机制，这就是五行的相克。

★ 五行有相生，就不至于导致某行的运动趋向不足；五行有相克，就不至于出现某行的运动趋向太过。

★ 人的一生中，不可能都是一帆风顺的，不管我们在生活和工作中遇到什么样的艰难困苦，我们都要保持一种淡定的心态，理智地面对，用我们的智慧去化解和克服一切，把一切困苦看成是对我们心智的考验、对我们身心的历练，在我们生命的进程中，每天留下的都让它是一条条宽宽亮亮的光明记录，而不是一条条窄窄黑黑的苦难痕迹。

★ 从肝胆病的角度来看，治疗肝胆的疾病时，不要忘了保护脾胃。

★ 五行和五方的归属，是我国地域文化的产物。离开这个地区，离开北半球就不见得正确。

★ （中国地域内）朝南的建筑既向阳又背风，利于人体的健康，并不是为了保肾。

★ 有古代的养生书上说："心病者，面南练功；肾病者，面北练功；肝病者，面东练功；肺病者，面西练功。"这种说法其实也没有实用价值。练功或运动，只要选择一个背风向阳的地方就可以了，没有必要如此教条。

★ 把燥归属于金行，是我国中原地域文化的特色之一，而不是放之四海而皆准的真理。

★ 某种颜色大面积渲染的时候，可以影响人的气的运行，从而就会对人的心理和情绪产生一定影响，这才是五色归五行的依据。

★ 颜色只有大面积渲染的时候，才能对人的身心以及气的运行发生微小的作用，而不是一粒小小的种子、果实或者一片小小的叶子的颜色不同，就会产生不同的作用和功效。如果把动植物的食用和药用功效教条地用颜色来解释，往往不符合实际。

★ 如果教条地说"红色入心，黑色入肾，白色入肺，黄色入脾，绿色入肝"是有问题的，事实并不一定是这样。

★ 我们既应当知道五行配五色的由来，还应当知道事物的复杂性和多样性，中药和食物的归经和功效是从临床实践检验中总结出来的，并不是以它表面的颜色来决定的。

★ 口味的变化常常是内脏功能失调的反应，口咸的多为肾水上泛，口甜的多是脾胃湿热，口辣的基本见于肺热，口酸的多是肝热犯胃，口苦可见于心火旺盛，当然肝胆以及胃火偏盛也会口苦。

★ 实际上《黄帝内经》强调的是，五味中的每味都可以入任何一脏，每脏都可以接受五味，并利用辨证选味的方法，来调节脏器的功能。

★ 《黄帝内经》并没有教条地局限在酸苦甘辛咸分别与木火土金水、肝心脾肺肾相配的圈子里，而是辨证应用五味的。

★ 中药中所说的味，有时候并不是我们品尝后味觉器官所感受的实际味道，而是根据药物的功能反推出来的味。

★ 你要把极其复杂的生命重新还原，用简单的五行进行分类，必然会存在牵强附会的现象，五菜、五果、五谷、五畜等的五行归类配属，也存在着同样的问题。依我看，谷、肉、果、菜都可以入任何一脏，就像五味皆可入任何一脏一样。我们不应当把这些分类僵化和教条化。

★ 《黄帝内经》把人体的五脏、五腑、五体、五官、五液也联系在一起，但并不是从阳气的运动趋向这个角度来关联了，而是从组织器官之间的生理、病理关系的角度来关联的，而这些联系对养生保健和疾病的治疗有着重要的指导意义。

★ 一些年高体弱的老人，出现便秘，就属于肾阳虚衰，会出现阳虚冷秘的现象。也就是说肾中阳气不足，温度太低，水被冻成冰了，于是就停滞了。当然，这只是一种比喻。

对于这种阳虚冷秘，中医采用的是温肾阳的方法来治疗。肾阴不足，滋润的功能低下，肠道失去了润泽，也会造成大便秘结，这种情况，就要用养肾阴的方法来治疗。

★ 人体健康的守护神，是与生俱来的自我调节机能，养心、修性、修德，减少不良情绪和情感对自调机能的干扰和抑制，解放自调机能，这是养生的第一要领。遵循自然规律和生命规律，减少自调机能的无故消耗、无端损耗，保护自调机能，这是养生的第二要领。养生的第三要领是什么呢？就是运用各种物理的刺激手段，激发、鞭策自调机能，通过自调机能的积极调节，保持身心健康。

★ 民间长久流传，又被现代养生保健机构甚至医院的医生们开发、创新、应用的许多物理疗法，大多属于鞭策促进自调机能的方法，比如拔罐、刮痧、推拿、点穴、正脊、足部按摩、推筋导络等，都是不同的"抽鞭子"的方法。这些刺激方法都能改善气血循环，激发推动人体的自调机能。

★ 人体是一个统一的整体，人体的自调机能随时都在进行整体的平衡协调的调节。